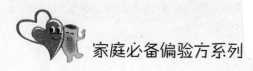

家庭必备偏验方系列

美容养生偏验方

主编 张胜杰 石 磊

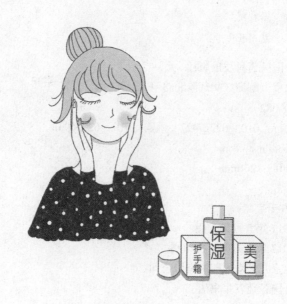

中国医药科技出版社

内容提要

　　本书收载了大量与美容养生类相关的有效中药内服偏验方、食疗偏方及中药外用偏验方，每方包括组成、制法用法和功效主治。其内容丰富，用料采集方便，制作介绍详细，用法明确，可供广大医患参考。

图书在版编目（CIP）数据

　　美容养生偏验方 / 张胜杰，石磊主编 . — 北京：中国医药科技出版社，2017.5

　　（家庭必备偏验方系列）

　　ISBN 978-7-5067-9188-5

　　Ⅰ . ①美… Ⅱ . ①张… ②石… Ⅲ . ①美容－土方－汇编 ②美容－验方－汇编 Ⅳ . ① R289.5

　　中国版本图书馆 CIP 数据核字（2017）第 060419 号

美术编辑　陈君杞

版式设计　也　在

出版　中国医药科技出版社

地址　北京市海淀区文慧园北路甲 22 号

邮编　100082

电话　发行：010 - 62227427　邮购：010 - 62236938

网址　www.cmstp.com

规格　880 × 1230mm $^{1}/_{32}$

印张　4 $\frac{3}{4}$

字数　96 千字

版次　2017 年 5 月第 1 版

印次　2017 年 5 月第 1 次印刷

印刷　北京九天众诚印刷有限公司

经销　全国各地新华书店

书号　ISBN 978-7-5067-9188-5

定价　**25.00 元**

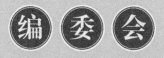

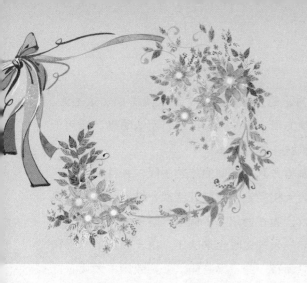

前　言

　　古人有"千方易得，一效难求"的说法。《内经》有"言病不可治者，未得其术也"。"有是病，必有是药（方）"。对于一些家庭常见疾病，一旦选对了方、用对了药，往往峰回路转，出现奇迹。

　　本丛书包括：呼吸疾病、消化疾病、糖尿病、高血压、心血管疾病、高脂血症、痛风、肝病、肾病、肿瘤、风湿性疾病、男科疾病、妇科疾病、儿科疾病、美容养生、失眠、疼痛、五官科疾病，共计18分册。每册精选古今文献中偏验方几百首，既有中药内服偏验方，又有中药外用偏验方和食疗偏方。每首偏验方适应证明确，针对性强，疗效确切，是家庭求医问药的必备参考书。

　　本套丛书引用、收集了民间流传、医家常用以及一些报刊、书籍所载的偏验方，并以中医药理论为依据，以辨证施治为原则，依托中医证型，进行分门别类，去粗存精，避免了众方杂汇、莫衷一是的弊端，使之更加贴近临床，贴近患者，贴近生活，以期达到读之能懂、学以致用、用之有效的目的。

　　本书收载了大量治疗美容养生的有效中药内服偏验方、食疗偏方和中药外用偏验方，每方包括组成、制法用法和功效主治。其内容丰富，用料采集方便，制作介绍详细，用法明确。适用于健康人士进一步完善肌肤、体形等。

需要提醒的是，偏验方只是辅助治疗的手段，并且因患者病情分型不同，治疗也会大相径庭，若辨证错误，结果可能会适得其反。所以，强烈建议读者在使用书中偏验方时务必在医生指导下使用，并且使用时间的长短由医生来决定。由于我们的水平和掌握的资料有限，书中尚存一些不尽善美之处，敬请广大读者批评指正。

编者

2016 年 10 月

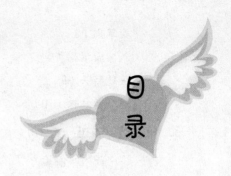

目 录

第二章　美发护发偏验方　／　39

第一节　脱发　／　39

第三章　明目护齿偏验方 / 74

第四章　减肥瘦身偏验方 / 87

第一章　养颜美肤偏验方

第一节　黄褐斑

黄褐斑是指颜面出现黄褐色或淡黑色斑片，抚之不碍手的一种影响美容的皮肤病。本病常对称分布，多发于孕妇或经血不调的妇女，皮肤日晒后加重。西医认为本病与妊娠、内分泌失调有关。中医病因病机主要是气血不能上荣于面，原因有情志不遂、劳伤脾土、肾精亏损、外受风邪等方面。

一、中药内服偏验方

枸地散

【组成】枸杞子 25g，生地黄 7.5g。

【制法用法】散剂。上药共研细末，和匀，贮瓶备用。口服。每次服 10g，每日服 3 次，温开水冲服。

【功效主治】养阴凉血。适用于面色黧黑，或有雀斑、黄褐斑。

六草消斑散

【组成】益母草、夏枯草、墨旱莲、谷精华、豨莶草、白花蛇头（焙干）各 10g，紫草 6g。

【制法用法】散剂。上药共研细末，和匀，贮瓶备用。口服。每次服 9g，每日服 3 次，温开水冲服。

【功效主治】清热祛风，活血消斑。适用于黄褐斑。

清肝丸

【组成】丹参、益母草各 20g，丹皮 15g，白芍药、生地黄各 12g，柴胡、当归、山栀、凌霄花、香附各 10g，白芷 6g。

【制法用法】蜜丸。上药共研细末，和匀，炼蜜为丸，每丸重 10g，分装备用。口服。每次服 1 丸，每日服 3 次，开水化服。

【功效主治】舒肝解郁，凉血活血。适用于黄褐斑（肝郁型）。

益阴丸

【组成】菟丝子、女贞子、桑寄生各 30g，墨旱莲、鸡血藤各 20g，生地黄、熟地黄、丹皮各 15g，当归、花粉、云茯苓各 12g。

【制法用法】蜜丸。上药共研细末，和匀，炼蜜为丸，每丸重 10g，分装备用。口服。每次服 1 丸，每日服 3 次，开水化服。

【功效主治】滋阴益肾，凉血祛斑。适用于黄褐斑（肾虚型）。

实脾丸

【组成】薏苡仁、冬瓜皮各 30g，鸡血藤 20g，茯苓、生地黄、党参各 12g，木香、当归、鸡内金、白术各 10g。

【制法用法】蜜丸。上药共研细末，和匀，炼蜜为丸，每丸重 10g。分装备用。口服。每次服 1 丸，每日服二三次，开水化服。如为水丸，早晚各服 5g。

【功效主治】健脾利湿，凉血活血。适用于黄褐斑（脾虚型）。

祛斑散

【组成】山药 20g，熟地黄 18g，茯苓、泽泻各 15g，黄柏、菊花各 12g，牡丹皮、山萸肉、枸杞子、陈皮各 9g。

【制法用法】散剂。上药共研细末，和匀，贮瓶备用。口服。每次服 6~9g，每日服 3 次，温开水冲服。

【功效主治】滋补肝肾，健脾祛斑。适用于黄褐斑。

珍珠母散

【组成】珍珠母 30g，白僵蚕、茵陈、夏枯草、六月雪、白茯苓、柴胡、生地黄、女贞子各 12g，白菊花 9g，炙甘草 4.5g。

【制法用法】散剂。上药共研极细末，和匀，贮瓶备用。口服。每次服 9g，每日服 3 次，温开水冲服。

【功效主治】平肝潜阳，化瘀消斑。适用于黄褐斑。

消斑口服液

【组成】生地黄、熟地黄、女贞子各 15g，白芷、白附子、当归、川芎、赤芍药、紫草各 10g。

【制法用法】上药加水煎煮 3 次，滤汁去渣，合并滤液，加热浓缩成口服液。贮瓶备用。口服。每次服 20ml，每日服 2 次。同时取药液 10ml，洗擦面部。

【功效主治】养血活血。适用于妇女面部黄褐斑，或兼有月经失调。

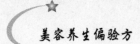

解郁口服液

【组成】丹参、制香附各 15g，醋柴胡、茯苓各 12g，当归、白芍药、白术各 10g，白芷 9g，青橘叶、陈皮各 6g，薄荷（后下）3g。

【制法用法】上药加水煎煮 3 次，滤汁去渣，合并滤液，加热浓缩成口服液。贮瓶备用。口服。每次服 20ml，每日服 2 次。

【功效主治】疏肝解郁，活血消斑。适用于黄褐斑（肝郁气滞型）。

健脾消斑散

【组成】黄芪、山药各 15g，党参、扁豆各 12g，白术、茯苓、黄柏、黄芩、泽泻各 10g，六一散 6g。

【制法用法】上药共研细末，和匀，贮瓶备用。口服。每次服 9g，每日服 3 次，温开水冲服。

【功效主治】健脾利湿，清热消斑。适用于黄褐斑（脾虚湿热型）。

益肾消斑散

【组成】生地黄、熟地黄各 15g，玄参、天花粉、知母、川黄柏、炙龟板、茯苓、山栀、柴胡、丹皮各 10g，当归 6g。

【制法用法】上药共研细末，和匀，贮瓶备用。口服。每次服 9g，每日服 3 次，温开水冲服。

【功效主治】滋阴泻火，益肾消斑。适用于黄褐斑（肾虚蕴热型）。

三白山楂膏

【组成】山楂、橘皮、桃仁、制香附、白芷、白附子、白及各 15g。

【制法用法】上药加水煎煮 3 次，滤汁去渣，合并滤液，加热浓缩为清膏，再加蜂蜜 300g 收膏即成。贮瓶备用。口服。每次服 15~30g，每日服 2 次，温开水调服。

【功效主治】理气活血，祛风消斑。适用于黄褐斑。

二、中药外用偏验方

柿叶去斑膏

【组成】柿叶、凡士林各适量。

【制法用法】将柿叶研成细粉，加入熔化的凡士林中，搅拌均匀，以成软膏为度，贮瓶备用。外用，于每日临睡前，取此药膏少许，涂抹患处。晨起洗净。

【功效主治】化斑，润肤。适用于黄褐斑。

玉容祛斑膏

【组成】天花粉、鸡蛋清各适量。

【制法用法】将天花粉研细，用鸡蛋清调匀成软膏状，贮瓶备用。外用，用药前先用热水将脸洗净，并用热毛巾将面部皮肤捂热，随即对着镜子搽药膏于面斑上药涂一层，每日午休和晚睡前各 1 次。起床后将药洗去，连用 1~3 个月。

【功效主治】祛斑，增白。适用于面部黄褐斑、蝴蝶斑。

白芷散

【组成】白芷、白附子、滑石粉、绿豆粉各等份。

【制法用法】上药共研极细粉，和匀，贮瓶备用。外用，用以擦面，每日早、晚各 1 次。亦可将药粉拌于日常所用普通面脂中所用。

【功效主治】润泽，增白。适用于面部各种斑纹。

杏母膏

【组成】云母粉、杏仁各等份。

【制法用法】上药共研细末，以黄牛乳（凡牛乳皆可）调匀成糊状，略蒸收贮备用。外用，夜涂患处，早洗之。

【功效主治】退斑，增白。适用于粉滓面。

三白退斑膏

【组成】浙贝母、白及、白附子各等份，一叶兰软膏适量。

【制法用法】上药共研细末，和匀，掺在一叶兰软膏基质中，每盒加本散 40g，拌匀即成，备用。外用，每取此膏涂搽面部，每日早晚各 1 次。

【功效主治】祛风，退斑。适用于黄褐斑。

五白散

【组成】青嫩柿树叶 100g，白僵蚕、白及、白蔹、白附子、香白芷各 10g。

【制法用法】上药共研极细末，和匀，贮瓶备用。外用。用时：①取药末 30~50g，置入脚盆中，冲入沸开水 500ml，盖盆，待温后，浸泡双足 30 分钟，冷则再加温即可，日浸泡 2 次。②取药末 15g，用白凡士林调成软膏状，涂擦患部（面部），日涂数次，10 日为 1 疗程。

【功效主治】活血，通经，祛风。适用于黄褐斑及其他色斑。

草莓增白霜

【组成】草莓适量、羊毛脂 1 匙。

【制法用法】溶化后加入少许燕麦粉搅拌均匀，然后边搅拌，边加入鲜草莓汁半杯，直到草莓汁起泡沫，涂面。外用，每日早晚各 1 次。

【功效主治】滋润皮肤。适用于黄褐斑、雀斑、色素沉着等皮肤疾患。

李核鸡白涂面方

【组成】李子核仁，鸡蛋白。

【制法用法】李子核仁去皮，研细末，加鸡蛋白和匀。每晚睡前涂面，30 分钟后用温水洗去。

【功效主治】滋润皮肤。适用于面部黑褐斑、蝴蝶斑。

云母膏

【组成】云母膏、杏仁各等份。

【制法用法】共研为末，用牛乳和匀，略蒸，贮瓶备用。每晚睡前涂面，半小时后用温水洗去。

【功效主治】祛风，润肤。适用于面部黑斑、粉刺。

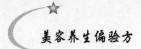

冬瓜藤粉

【组成】冬瓜藤不拘量。

【制法用法】晒干烧灰，过筛装瓶备用。每日以粉擦面。用鲜冬瓜藤煎水洗面，效果也一样。

【功效主治】清热解毒。适用于面部黑斑。

杏仁鸡白涂面方

【组成】杏仁，鸡蛋。

【制法用法】杏仁去皮捣成泥，与鸡蛋清搅匀。每晚睡前涂面，15~20分钟后，用温水洗去。

【功效主治】洁面，祛斑。适用于面部黑斑、黄褐斑、粉刺。

三、食疗偏方

柴草粥

【组成】柴胡10g，紫草12g，粳米50g。

【制法用法】将柴胡、紫草布包，加水适量，与粳米同煮，待米将熟时，捞出药包，再煮至米熟成粥。每日1次。

【功效主治】疏肝解郁。适用于治疗肝郁气滞所致的面部黄褐斑。

桃仁牛奶芝麻糊

【组成】核桃仁30g，牛乳300g，豆浆200g，黑芝麻20g。

【制法用法】先将核桃仁、黑芝麻放小磨中磨碎，与牛乳、豆浆调匀，放入锅中煮沸。再加白糖适量。每日早晚各吃1

小碗。

【功效主治】润肤。适用于皮肤黄褐斑及皱纹皮肤。

八宝除湿粥

【组成】薏米 10g，生芡实 10g，莲子 15g，生山药 30g，白扁豆 10g，赤小豆 15g，大枣 10 枚，粳米 100g。

【制法用法】将诸药加水适量，煎煮 40 分钟，再放粳米，继续加水，煮熟成粥。每日早晚各食 1 碗。

【功效主治】健脾，利湿。适用于治疗妇女面部黄褐斑、面部油脂分泌较多等。

胡桃牛乳茶

【组成】胡桃仁 30g，黑芝麻 20g，牛乳、豆浆各 180g，白糖适量，或鸡蛋 1 枚。

【制法用法】将牛乳和豆浆混匀，慢慢倒在小石磨进料口中的胡桃仁、黑芝麻上面，边倒边磨。磨好后，倒入锅中加热煮沸，加入少量白糖即成；或煮沸后冲入鸡蛋，边搅边煮即得。前者每日早、晚各 1 碗；后者每日 1 碗。

【功效主治】补气，润肌。适用于面部黄褐斑。

茯莲窝头

【组成】白扁豆、白莲子、白茯苓各 50g，白菊花 15g，山药 50g，面粉 200g，白糖 100g。

【制法用法】将扁豆、莲子、茯苓、山药、菊花磨成细粉，加鲜酵母令其发酵，做成窝头蒸熟后食用。

【功效主治】养颜祛斑。适用于面部黄褐斑。

雪梨葡萄汁

【组成】雪梨 100g，甘蔗 200g，葡萄 300g，蜂蜜 100g。

【制法用法】将雪梨、甘蔗、葡萄洗净绞汁，与蜂蜜混合。每次 2 匙，每日 2 次，开水兑服。

【功效主治】润肤祛斑。适用于黄褐斑。

黄绿赤豆饮

【组成】黄豆、绿豆、赤小豆各 100g，白糖适量。

【制法用法】将上述三豆洗净浸泡至胀后混合磨浆，加水适量煮沸，以白糖调味饮服。每日 3 次。

【功效主治】健脾除斑。适用于黄褐斑。

第二节　雀斑

雀斑是发生在颜面、颈部、手背等日晒部位皮肤上的较小的黄褐色或褐色的色素沉着斑点，因其形状如雀卵上的斑点，故名雀斑。本病最常见于鼻面部，始发于学龄前儿童，少数自青春期发病，女多于男，多伴有家族史。西医认为雀斑是由常染色体显性遗传所致。中医认为雀斑与先天肾水不足及风邪外搏有关。因先天肾水不足，故多在"女子七岁""丈夫八岁"前后发病，多自幼发病，又伴有家族病史；亦有因卫气失固，触犯风邪，则外风易袭人皮毛腠理之间，血气与风邪相搏，不能荣润肌肤，则生雀斑。

一、中药内服偏验方

改容丸

【组成】贝母、白附子、防风、白芷、菊花叶、滑石各 15g。

【制法用法】上药共研为极细末，和匀，另取大皂角 10 个，蒸熟，去筋膜，捣烂和药末为丸，每丸重 5g，收贮备用。口服。每日早、晚洗面各服 1 丸。

【功效主治】祛风清热，散结润肤。适用于雀斑、粉刺。

熟地黄方

【组成】熟地黄 10g，当归 10g，女贞子 15g，丹参 15g，枸杞子 15g。

【制法用法】先将各药用砂锅浸泡半小时，然后文火煎煮，第 1 次煎半小时，把药倒出，然后加水继续煎煮 40 分钟左右，倒出药汁，两煎合在一起。每日 1 剂，分 2 次温服。10 剂为 1 个疗程。

【功效主治】滋阴补肾。适用于先天肾气不足引起的雀斑。

淫羊藿方

【组成】淫羊藿 12g，仙茅 12g，巴戟天 12g，菟丝子 12g，枸杞子 15g，北沙参 10g。

【制法用法】先将各药用砂锅浸泡半小时，然后文火煎煮，第 1 次煎半小时，把药倒出，然后加水继续煎煮 40 分钟左右，倒出药汁，两煎合在一起。每日 1 剂，分 2 次温服。

【功效主治】滋阴补肾。适用于先天肾气不足引起的雀斑。

【注意事项】经期、孕期停服。

二黄方

【组成】生地黄 10g，熟地黄 10g，山茱萸 10g，山药 30g，甘草 10g。

【制法用法】先将各药用砂锅浸泡半小时，然后文火煎煮，第1次煎半小时，把药倒出，然后加温水继续煎煮 40 分钟左右，倒出药汁，两煎合在一起。每日 1 剂，分 2 次温服。10 天为 1 个疗程。

【功效主治】滋肾，消斑。适用于先天肾气不足引起的雀斑。

当归生地黄方

【组成】当归 15g，生地黄 15g，北沙参 15g，白术 10g，川芎 6g，茯苓 6g。

【制法用法】先将各药用砂锅浸泡半小时，然后文火煎煮，第1次煎半小时，把药倒出，然后加水继续煎煮 40 分钟左右，倒出药汁，两煎合在一起。每日 1 剂，分 2 次温服。连续 1 周为 1 个疗程。

【功效主治】补肾气，健脾胃。适用于先天肾气及脾胃不足引起的雀斑。

二、中药外用偏验方

炼质术膏

【组成】乌贼骨 1 份，细辛 1 份，瓜蒌 1 份，干姜 1 份，牛髓 500g。

【制法用法】先将前四味药共研为细末，入牛髓捣烂，调和成膏状，贮瓶备用。外用。每取药膏适量，于睡前涂面，第二天早晨洗去。

【功效主治】消斑增白。可用于面部增白，亦可去雀斑。

白附子膏

【组成】白附子 100g，白蜂蜜适量。

【制法用法】将白附子研为细末，以白蜂蜜调匀成软膏状，贮瓶备用。外用，用时取药量适量，涂于纸上，于每晚临睡前洗净面，取膏贴于患处。次早揭去洗之。也可直接取药膏涂擦面部，次日洗之。

【功效主治】祛风，润肤。适用于雀斑、蝴蝶斑。

桃花散

【组成】桃花、冬瓜仁各等份。

【制法用法】将上药晒干，研为细末，贮瓶备用。外用，用时取药粉适量，用白蜜调匀外涂患处，夜涂早洗之。

【功效主治】活血，消斑。适用于雀斑。

玉肌散

【组成】绿豆 240g，滑石、白芷各 30g，白附子 15g。

【制法用法】上药共研为极细末，和匀，贮瓶备用。外用，每次取药粉 2 匙（约 3g），洗面时搽面用。

【功效主治】祛湿，祛风，消斑。适用于雀斑及酒刺、白屑风作痒。

艳容膏

【组成】白芷 9g，甘菊花 9g，白果 20 个，红枣 15 枚，珍珠粉 15g，猪胰 1 个。

【制法用法】将上药捣烂，拌匀，加蜜拌酒温化，蒸透，拌匀成膏状，贮瓶备用。外用，每晚洗脸后取膏涂搽面部，第二天早晨洗去。

【功效主治】祛风，清热，润肌。适用于雀斑、蝴蝶斑。

消斑散

【组成】白僵蚕、白附子、白芷、藁本各 30g。

【制法用法】上药共研极细末，和匀，贮瓶备用。外用。和洗面奶混合使用。

【功效主治】祛风，消斑。适用于雀斑。

消斑膏

【组成】紫茉莉花果仁 30g，白蜂蜜适量。

【制法用法】药膏。先将茉莉花果，削去壳，取净仁研成极细末，用白蜂蜜调匀成软膏状，贮瓶备用。外用。用药前先洗脸，拭干，再取此膏涂擦患处，每日早、中、晚各涂 1 次。

【功效主治】润肤，祛斑。适用于面生雀斑。

二白绿豆散

【组成】绿豆粉 240g，白芷、白僵蚕各 6g，防风、滑石各 3g。

【制法用法】上药共研极细末，和匀，贮瓶备用。外用，每晚于睡前时，取药粉适量，用温开水调匀成糊状，涂擦患处。翌晨以温水洗去。

【功效主治】祛风，润肤。适用于面生雀斑。

时珍玉容散

【组成】猪牙皂角、紫背浮萍、青梅樱桃各 30g，鹰屎白（或鸽屎白）9g。

【制法用法】上药共研极细末，和匀，贮瓶备用。外用，每取本散少许放于心上用凉开水调匀涂擦患处。每日早、晚各涂 1 次。

【功效主治】增白，祛斑。适用于面部雀斑。

玉容散

【组成】石膏、滑石各 15g，白僵蚕、白附子、白芷、山柰、硼砂各 9g，白丁香 3g，冰片 1g。

【制法用法】上药共研极细末，和匀，贮瓶备用。外用，每晚临睡前取药粉少许，以水调匀搽面（以人乳调搽更妙）。

【功效主治】祛风消炎。适用于雀斑。

正容散

【组成】皂角、浮萍、乌梅肉、甜樱桃核各 50g。

【制法用法】上药共研为末，和匀，贮瓶备用。外用，每取药粉 50g 水煎，取汁洗面，每日早、晚各洗 1 次。

【功效主治】消斑增白。适用于雀斑。

橡实散

【组成】橡实（去壳，晒干）、黑大豆各等份。

【制法用法】上药共研极细末，和匀，贮瓶备用。外用，每取药粉少许洗面用，每日早、晚各 1 次。

【功效主治】祛斑，增白。适用于雀斑、蝴蝶斑和面部黧黑。

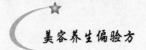

三、食疗偏方

西红柿汁

【组成】西红柿适量。

【制法用法】将西红柿洗净放入榨汁机内榨汁即可。每日喝 1 杯西红柿汁或经常吃西红柿。

【功效主治】增白。适用于雀斑。

去斑美肤汁

【组成】红萝卜、芹菜各 50g，苹果半个，雪梨 1 个，柠檬 1/4 个。

【制法用法】取红萝卜、芹菜各 50g，苹果半个，雪梨 1 个，柠檬 1/4 个，放入搅果汁机中搅汁，1 次饮完。每周 2~3 次。

【功效主治】润肤，增白。经常食用可祛雀斑。

双豆百合猪里脊汤

【组成】猪里脊肉 500g，绿豆 30g，赤小豆 30g，百合 30g。

【制法用法】绿豆、赤小豆、百合洗净，用清水浸泡半小时。里脊洗净、切块后，把全部用料放入锅内，加清水适量，武火煮沸后，文火煲至熟烂，调味后随量食用。每日 2 次。

【功效主治】养血，滋阴，润肤。适用于脸部雀斑。

牛肉番茄蛋汤

【组成】牛肉（剁成肉末）250g，番茄（切小块）250g，鸡蛋 1 只。

【制法用法】先将番茄煮熟成酱，与牛肉末、蛋混合，煮熟调味供用。每周 3~5 次或佐餐。

【功效主治】润肤。适用于脸部雀斑。

黑木耳红枣瘦肉汤

【组成】猪瘦肉 300g，黑木耳 30g，红枣（去核）20 枚。

【制法用法】黑木耳用清水浸开，洗净；红枣（去核）洗净；猪瘦肉洗净、切片，用调味品腌 10 分钟。把黑木耳、红枣放入锅内，加清水适量，文火煲沸 20 分钟后，放入猪肉片煲至熟，调味后随量食用。每周 3~5 次。

【功效主治】活血，润燥。适用于脸部雀斑。

丝瓜猪肝瘦肉汤

【组成】猪肝 100g，猪瘦肉 100g，丝瓜 500g，生姜 1 片。

【制法用法】丝瓜去皮、洗净，切成三角形；猪肝、猪瘦肉洗净，切薄片，用调料腌 10 分钟。把丝瓜、姜片放入开水锅中，文火煲沸几分钟，再放入猪肝、猪瘦肉煲至熟，调味供用。随量饮汤食肉。

【功效主治】清热，健脾。适用于脸部雀斑。

冬瓜薏米瘦肉汤

【组成】猪瘦肉 250g，冬瓜 1500g，薏米 60g，陈皮 1 片。

【制法用法】冬瓜洗净，切块；薏米、陈皮洗净；瘦肉洗净，切块。全部用料放入瓦煲内，加清水适量，武火煮沸后，文火煲 2 小时，调味供用。随量饮汤食肉。

【功效主治】祛湿，除斑。适用于脸部雀斑。

白果牛奶菊梨汤

【组成】白果 25g，白菊花 3 朵，雪梨 3 个，牛奶、蜜糖适量。

【制法用法】白果去壳，去衣；白菊花洗净，取花瓣；雪梨洗净，取肉切粒。将白果、雪梨放入清水煲，煲至白果烂加入牛奶煮沸，待凉后，加蜜糖调味。随量食用。

【功效主治】敛肺益肝。适用于雀斑。

桃花猪蹄美颜粥

【组成】桃花（干品）1g，猪蹄 1 个，粳米 100g，细盐、酱油、生姜末、葱花、香油、味精各适量。

【制法用法】将桃花焙干，研成细末，备用；淘洗净粳米。将猪蹄去毛，刮洗干净，把皮肉与骨头分开，置铁锅中，加适量清水，旺火煮沸，撇去浮沫，改文火炖至猪蹄烂熟时将骨头取出，加入粳米及桃花末，继续用文火煨粥，粥成时加入细盐、酱油、生姜末、葱花、香油、味精，拌匀。隔日 1 次，分数次温服。

【功效主治】活血，润肤。适用于脸部雀斑。月经血量过多者忌服。

桃花酒酿粥

【组成】桃花（干品）1g，甜酒酿 100g，西米 100g，鸡蛋 1 个，红枣 50g，桂花糖 10g，红糖 50g。

【制法用法】将桃花焙干，研成细末，备用。将西米放在冷水中浸泡 1 晚，洗净红枣（特别要拣去烂枣），将甜酒酿、红枣、西米（连浸泡的清水）一起置于砂锅中，旺火煮沸，打入鸡蛋，加入桃花细末，搅匀，改用文火煨粥，粥成时放入红糖、桂花糖，拌匀。每日 1 次，早晨空腹食用。

【功效主治】活血，调经，益气。适用于脸上有雀斑。

猪肾白肤粥

【组成】薏米 50g，怀山药 50g，猪肾 2 个，粳米 200g，细盐、生姜末、葱花、香油、料酒、味精各适量。

【制法用法】将猪肾剖开，去筋膜与臊腺，洗净，切碎，加料酒浸 15 分钟。淘洗干净粳米，置于砂锅之中，加入猪肾、薏米、怀山药及适量清水，文火煨粥，粥成时加入细盐、生姜末、葱化、香油、味精，拌匀。每日服 1 次，分数次温服，可以长期服用。

【功效主治】健脾，补肾。适用于面部雀斑。

第三节　酒渣鼻

酒渣鼻是发生于颜面中部，以红斑、丘疹、脓疱以及毛细血管扩张为特征的一种慢性皮肤病，俗称"红鼻子"或"赤鼻"。少数患者并可导致鼻尖及鼻翼部皮脂腺和结缔组织增生，而使鼻部产生肥大改变。

本病多因血热熏肺，或因嗜酒、毒食五辛厚味，助升胃火，肺胃积热，熏蒸颜面，客于鼻窍，复被风寒外郁，血热内阻，郁热不散所致；或肺复被风热、邪热熏蒸肺窍，上客于鼻，伏留不散，均可导致热瘀凝于内，赤鼻现于外。

其表现为赤鼻，多见于鼻准及鼻两旁，甚则鼻部出现红紫

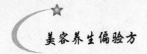

斑、丘疹、脓疱。

一、中药内服偏验方

克赤口服液

【组成】金银花、败酱草各 30g，生石膏（先煎）、生地黄各 15g，枇杷草、川芎、栀子各 12g，桑白皮、陈皮、黄芩、赤芍药、红花、桃仁、生甘草各 10g。

【制法用法】上药加水煎煮 3 次，滤汁去渣，合并滤液，加热浓缩成口服液。贮瓶备用。口服，每次服 20ml，每日服 2~3 次，10 天为 1 疗程。

【功效主治】清热泻火，散瘀祛斑。适用于酒渣鼻。

栀子仁散

【组成】栀子仁 30g，冬瓜子仁、柏子仁、白茯苓、葵花子、枳实各 15g。

【制法用法】上药共研细末，和匀，贮瓶备用。口服，每于饭后，用粥饮调服 6g。

【功效主治】清热降火，行气利水。适用于酒渣鼻。

侧柏散

【组成】侧柏叶、人参、荆芥穗各等份。

【制法用法】散剂。上药共研细末，和匀，贮瓶备用。口服。每次服 9g，每日服 1~2 次，空腹用温开水送服。

【功效主治】清热凉血，益气祛风。适用于酒渣鼻，亦治面上生疮。

凉血口服液

【组成】生地黄、白茅根各 30g，当归、川芎、陈皮、黄芩、桃仁、栀子各 10g，红花、生甘草各 6g。

【制法用法】上药加水煎煮 3 次，滤汁去渣，合并滤液，加热浓缩成口服液。贮瓶备用。口服，每次服 20ml，每日服 2 次。10 天为 1 疗程。

【功效主治】清热降火，凉血祛瘀。适用于酒渣鼻。

防风散加减

【组成】生石膏 30g，防风、荆芥、白蒺藜、栀子、桔梗、枸杞子各 15g。炙甘草 7.5g。

【制法用法】上药共研极细末，和匀，贮瓶备用。口服。每于饭后用温水调服 6g，日服 2~3 次。

【功效主治】祛风，散结，清热。适用于酒渣鼻（肺胃积热型）。

肺风丸

【组成】蚕沙、苦参各 30g，细辛、旋覆花、羌活各 15g。

【制法用法】上药共研细末，和匀，以软饭打烂和丸或水泛为丸，如梧桐子大，贮瓶备用。口服。每次 50 丸，茶酒送下，不拘时服。

【功效主治】祛风，燥湿，散结。适用于酒渣鼻。

消毒膏

【组成】金银花、连翘、蒲公英、紫花地丁各 30g，野菊花、山栀子、黄芩各 18g。

【制法用法】上药加水煎煮 3 次，滤汁去渣，合并滤液，加热浓缩为清膏，再加蜂蜜 300g 收膏即成。贮瓶备用。口服，每次服 15~30g，每日服 2 次，开水调服。

【功效主治】清热解毒，散结消肿。适用于酒渣鼻。

酒渣鼻膏

【组成】黄芪、党参各 30g，当归、熟地黄各 15g，白术 12g，赤芍药、川芎、茯苓、甘草各 10g。肉桂（研末兑入）6g。

【制法用法】上药除肉桂外余药加水煎煮 3 次，滤汁去渣，合并滤液，加热浓缩为清膏，再加蜂蜜 30g 和肉桂粉一并投入清膏中搅匀收膏即成。贮瓶备用。口服。每次服 15~30g，每日服 2 次，开水调服。

【功效主治】养血祛瘀，健脾化湿。适用于酒渣鼻。

橘核胡桃仁散

【组成】橘核（微炒为末）10g，胡桃仁（研）1 个。

【制法用法】上为 1 次量，可按此例配制即可。上药共捣碎研末备用。口服，每次服上剂量，每日服 3 次，用温酒调服。

【功效主治】补肾，散结。适用于酒渣鼻。

二、中药外用偏验方

复方雪花膏

【组成】大黄 60g，百部 50g，苦参 40g，雷丸 30g，雪花膏 500g。

【制法用法】先将前 4 味药共研为极细末，加入雪花膏内，搅拌均匀，贮瓶密封 1 周后备用。外用，于睡前先用硫磺肥皂清洗面部，然后取此膏适量，涂擦患鼻，翌晨洗去。每日 1 次，10 天为 1 个疗程。

【功效主治】清热，解毒，杀虫。适用于酒渣鼻。

大黄散

【组成】生大黄、净芒硝各 30g。

【制法用法】先研大黄，入芒硝同研极细末，和匀，贮瓶备用。外用，每晚临睡前，取本散适量，用鸡蛋清调匀成软膏状，涂擦患部（鼻上）。次日晨起先以温开水润透再洗去。每晚临睡前涂擦 1 次。

【功效主治】清热，软坚。适用于酒渣鼻。

杏白散

【组成】白蔹、白石脂、杏仁各等份。

【制法用法】上药共研极细末，和匀，贮瓶备用。外用，取本散适量，用鸡蛋清调匀成糊状，于晚上涂擦患处，次日早晨洗去。

【功效主治】养阴，化瘀。适用于酒渣鼻。

消糟膏

【组成】芙蓉叶、地肤子各 15g，大风子仁、柏子仁、当归、黄连各 10g。

【制法用法】上药共研细末，和匀，再取核桃仁 200g，入药粉共捣烂如泥，或加麻油少许调匀成软膏状，贮瓶备用。外用，每取药膏少许，涂鼻部，5 分钟后洗去药，每日涂 2~3 次。

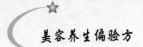

【功效主治】清热，祛湿，活血。适用于酒渣鼻。

樟冰散

【组成】防风（研）、大风子（去皮）、樟脑各 3g，冰片 1.5g，硫黄 0.9g，胡桃仁 2 个。

【制法用法】上药共研为细末，和匀，贮瓶备用，勿令泄气。外用，每次用少许抹患处，用指搓至热为度，结痂后，脱其皮，再抹搓。

【功效主治】祛风，杀虫。适用于酒渣鼻。

白果荞麦散

【组成】白果 30g，荞麦面（炒焦存性）60g。

【制法用法】将白果研为细末，与荞麦面混合均匀，贮瓶备用。外用，每晚用温水洗净患处后，再取本散少许，用猪油调匀成糊状，涂擦患鼻上，第二天早晨再洗去。

【功效主治】清泻肺热。适用于酒渣鼻。

槟黄散

【组成】硫黄、槟榔各等份，冰片少许。

【制法用法】上药共研细末，和匀，贮瓶备用。勿令泄气。外用。取药末少许，用蓖麻油调匀，用绢包好，涂搽患部，每日搽之。

【功效主治】祛风散郁。适用于酒渣鼻。

三、食疗偏方

枇杷粥

【组成】鲜枇杷叶 60g，蜂蜜适量，粳米 100g。

【制法用法】每日取鲜枇杷叶（无鲜品，可用干品代替，酌减量），刷去毛，用蜜炙过，然后切碎，用布包裹和粳米加水煮粥食。每日 1 次，连吃 7 日。

【功效主治】清解热肺。适用于酒糟鼻。

芦根竹茹粥

【组成】鲜芦根 150g，竹茹 20g，粳米 60g。

【制法用法】前 2 味布包，同米加水煮粥。每日 2 次，连吃 15 日。

【功效主治】清热，养阴。此粥适用于酒糟鼻红斑期。

银花知母粥

【组成】银花 9g，生石膏 30g，知母 15g，粳米 60g。

【制法用法】将银花、生石膏、知母放入锅内加适量水煎煮，弃渣取汁入粳米熬成粥食用。每日 1 次，7 日为 1 个疗程。

【功效主治】清热解毒。适用于酒糟鼻。

使君子仁

【组成】使君子仁适量、麻油适量。

【制法用法】将使君子仁放入铁锅内，用小火炒至微有香气，取出晾凉。再将炒熟的使君子仁放入适量麻油中浸泡即成。成人每晚睡前服使君子仁 3~5 枚，7~10 日为 1 个疗程。

【功效主治】消积，杀虫。适用于酒糟鼻等。

马齿苋薏米银花粥

【组成】马齿苋、薏米各 30g，金银花 15g。

【制法用法】用水 3 碗煎银花至 2 碗时去渣；入马齿苋、薏米煮粥。每日 1 剂。连续食用可见效。

【功效主治】除湿，清热。适用于酒糟鼻丘疹期。

腌三皮

【组成】西瓜皮 200g，冬瓜皮 300g，黄瓜 400g，盐适量，味精适量。

【制法用法】将西瓜皮刮去蜡质外皮，洗净；冬瓜皮刮去绒毛外皮，洗净；黄瓜去瓤，洗净。以上三皮用小火煮熟后待冷，切成条块置容器中，用盐、味精腌渍 12 小时后即可，连续食用可见效。每日 1 剂。

【功效主治】清热，利肺。适用于酒糟鼻。

第四节　面身瘢痕

面身瘢痕，一般是疮疡、手术、刀伤、烫伤等的后遗症，可能与患者身体素质有关。在临床上并不少见，严重影响肌肤和颜面美。但亦有毫无原因、突然在健康皮肤上发生，或由未被觉察的轻微擦伤而成。亦有遗传而得者。其表现瘢痕疙瘩，形状不一，呈圆形、卵圆形、或成条带状，有的如蟹足，皮肉高突，色淡红或暗红。逐渐扩大到一定限度后，常会自行停止生长。亦有少数自愈者。

一、中药内服偏验方

五灵脂丸

【组成】五灵脂 30g。

【制法用法】上药研为细末，炼蜜为丸，每丸重 3g。贮瓶备用。口服。每次服半丸至 1 丸半，每日服 2 次，温开水送服。

【功效主治】活血，软坚。适用于瘢痕疙瘩（银痕症）。

消痕口服液

【组成】当归、桑枝各 15g，丹参、牡丹皮各 12g，浙贝母、生薏苡仁、红花、桃仁各 9g，路路通 6g，甘草 2.5g。

【制法用法】上药加水煎煮 3 次，滤汁去渣，合并滤液，加热浓缩成口服液。贮瓶备用。口服，每次服 20ml，并兑入白酒 10ml，每日服 2 次。

【功效主治】活血化瘀，散结消肿。适用于面起红疙瘩。

消痕散

【组成】夜交藤 30g，乌梅、全当归各 20g，丹参、乌梢蛇、蝉蜕、防风各 10g，苏木、生甘草各 6g。

【制法用法】上药共研细末，和匀，贮瓶备用。口服，每次服 9~15g，每日 2~3 次，温开水冲服。

【功效主治】祛风散结，养血安神。适用于皮肤划痕症。

二、中药外用偏验方

蒺藜膏

【组成】刺蒺藜、栀子各等份。

【制法用法】上药共研细末，和匀，以陈醋调匀成糊状，贮瓶备用。外用，于每晚临睡前涂于面上瘢痕处，第二天早晨洗去。

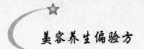

【功效主治】清热泻火。适用于面上瘢痕。

五妙膏

【组成】黄柏、苍术各150g，羌活、红花各120g，大黄90g。

【制法用法】上药共研细末，和匀，以凡士林溶后入药末共捣匀成软膏状，贮瓶备用。外用，用时取药膏少许，外涂搽患处，每日涂1~2次。

【功效主治】清热燥湿，消肿止痒。适用于皮肤病遗留下来的瘢痕疙瘩。

归芷膏

【组成】当归30g，白芷30g，猪脂适量，白酒少许。

【制法用法】将上前二味药研为细末，和匀。再将猪脂入锅内，加白酒少许，加热熔化，入药粉调匀成糊状，贮瓶备用。外用。用时取药膏少许，涂于患处，每日5~10次。

【功效主治】祛风活血。适用于面部瘢痕。

三、食疗偏方

桃仁糯米粥

【组成】桃仁20g，糯米100g，红糖30g。

【制法用法】将桃仁去皮尖，洗净糯米，置于砂锅中，加入桃仁，文火煎煮，粥成时加入红糖，拌匀。每日1剂，当早餐趁温热服。

【功效主治】活血通经。适用于面上瘢痕。

香蕉方

【组成】香蕉 6 个，鲜牛奶 250g，麦冬 200g，葡萄干 100g，蜂蜜适量。

【制法用法】将上四味入锅中文火煎煮，再加蜂蜜调味，备用。早晚各吃 100g。

【功效主治】养阴。适用于面上瘢痕。

黄芪糯米粥

【组成】黄芪 30g，糯米 100g，红糖 50g，陈皮 6g。

【制法用法】将黄芪切片，放入锅中，加清水适量，煎煮去渣；将粳米淘洗干净，与陈皮、红糖一起放入锅中，倒入药汁，煮至米烂即可。常食用。

【功效主治】益气养血。适用于面上瘢痕。

第五节　其他

一、中药内服偏验方

莲实润肤膏

【组成】莲子、芡实各 15g，薏苡仁 25g，龙眼肉 5g，蜂蜜适量。

【制法用法】将前 4 味捣碎，装入陶瓷或搪瓷器皿中，加水 200~300ml，先煮开，再用文火炖 1 小时，成粥糊后，加入蜂蜜 50g，不断搅和备用。口服。上药 1 次食完。

【功效主治】健脾益气，补血润肤。适用于面色憔悴、肌肤粗糙。

樱桃美容膏

【组成】鲜樱桃30g，龙眼肉、枸杞子各15g。

【制法用法】将上药捣碎，加水煎煮2次，捣糊，过滤，合并滤液，加热浓缩为清膏，再加白糖收膏即成。贮瓶备用。口服。每次服15~30g，一日服2次。

【功效主治】补血，润肤。适用于面色不华。

菟丝子散

【组成】菟丝子30g，白酒80ml。

【制法用法】上药用酒浸泡，晒干，再浸，再晒干，待酒尽为止。将浸酒晒干后的菟丝子研为细末，贮瓶备用。口服。每次服6g，每日服3次，温开水送服。

【功效主治】滋补肝肾。适用于面无光泽或欠佳，伴腰膝酸痛、目昏。

桑椹子膏

【组成】桑椹子30g，当归、熟地黄各10g，冰糖适量。

【制法用法】先将前三味药加水煎煮3次，滤汁去渣，合并滤液，加热浓缩为清膏，再加冰糖适量（约15g）搅匀收膏即成。贮瓶备用。口服。每次服15g，每日服2次，开水调服。

【功效主治】养血补血。适用于面白无泽，或面色晦暗，或眼圈发青，或口舌干燥不润。

长寿粉

【组成】芡实、薏苡仁各24g，山药150g，糯米50g，人参、茯苓各9g，莲子肉25g，白糖适量。

【制法用法】上药共研细末，和匀，贮瓶备用。亦可将药末水泛为丸，如元宵大，分装备用。口服。每次服30g，每日服1~2次，用沸水调服。

【功效主治】益肾，健脾。适用于由脾胃虚弱所致的面色萎黄、神疲乏力、自汗气短、食少便溏、消化力弱。

纯阳红妆丸

【组成】补骨脂、胡桃仁、葫芦巴各12g，莲肉3g。

【制法用法】上药共研为细末，和匀，酒泛为丸，如梧桐子大，贮瓶备用。口服。每次服30丸，空腹用酒送下，日服1次。

【功效主治】温肾助阳。适用于由肾阳亏虚所致之面容憔悴。

驻颜散

【组成】枳实、熟地黄、甘菊花、天门冬各25g。

【制法用法】上药共研细末，过筛和匀，贮瓶备用。口服。每次服9g，每日服2次，空腹用温酒送下。

【功效主治】滋阴，补血，清热。适用于肾阴亏虚、肝阳上亢之颜面不华及未老先衰。

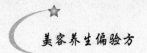
二、中药外用偏验方

芷零面膏

【组成】大香附子 10 枚，白芷、零陵香各 64g，茯苓 32g，蔓菁油 2000ml，牛髓 1000ml，羊髓 1000ml，水渍白蜡 242g，麝香 0.6g。

【制法用法】药膏。先将油置锅内，投入上述前四味药，熬至焦枯，滤油去渣，再下牛髓、羊髓，用文火熬煎，搅匀次下水渍白蜡，搅匀收膏，离火后，下麝香细粉，搅匀即成。收贮备用。外用。于每晚临睡前取此膏涂擦面部，次日起床后用温水洗去。

【功效主治】行气，祛风，除湿。适用于面部色斑。

珍珠面膏

【组成】珍珠粉（制）10g，云母石粉 30g，绿豆粉 50g，麝香少许，冰片少许。

【制法用法】取新鲜珍珠，清洗，用细棉白布包好，放入砂锅中加水与豆腐同煮 2 小时，取出珍珠后捣为细末，再加水研磨，干燥后，与诸药共研为极细末，和匀，以蜂蜜调匀为面膏，贮瓶备用。外用。每次洗脸时用以（此膏）搽面。

【功效主治】美容，润肤。适用于色斑。

美容膏

【组成】白菊花、白果各 30g，梨汁 100ml，白蜜 30ml，人乳、白酒各 10ml。

【制法用法】药膏。先将白菊花、梨汁以好酒煎取浓汁，再将白果捣烂，并蜜乳共研，与上浓汁调匀成膏，贮瓶备用。外用，于卧时搽面上，次晨洗之。

【功效主治】祛风清热。适用于色斑。

面黑令白膏

【组成】冬瓜1个，黄酒1000ml。

【制法用法】将冬瓜用竹刀去皮，切开，置于炒锅中，加入黄酒，煮烂，滤去渣，然后熬成膏。用玻璃瓶或瓷坛收藏于阴凉干燥处，备用。外用。每晚取适量涂面，第二天早上洗去。

【功效主治】增白。适用于面黑、色斑。

瓜蒌增白面膏

【组成】瓜蒌瓤90g，杏仁（去皮）60g，猪肤1具。

【制法用法】上药同研极烂如膏，贮瓶备用。外用。每夜涂之。

【功效主治】美容，增白。适用于色斑。

祛斑膏

【组成】猪胰子5具，芜菁子60g，杏仁（浸去皮）、土瓜根各30g。

【制法用法】将上药捣烂，研细，混合同研，以白酒适量调匀成稀糊状，贮瓶备用。外用，每晚取药膏涂面上，第二天早上洗去。

【功效主治】润肤，祛斑。适用于色斑。

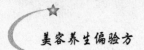

牛角散

【组成】牵牛子 360g，皂角（去皮烧）120g，天花粉、佩兰、甘松、白芷各 60g。

【制法用法】上药共研极细末，和匀，贮瓶备用。外用，于洗面洗澡时蘸药末搽之。

【功效主治】润肤，养颜。适用于色斑。

木瓜美容膏

【组成】木瓜（去核皮）180g，杏仁 30g，猪油 30g。

【制法用法】药膏。上 3 味置乳钵内捣碎研烂如泥，捣匀如膏。贮瓶备用。外用。每晚睡前取膏涂于面部，或 1 小时后，或第二天早晨洗去。

【功效主治】润肤。适用于色斑。

百花美容散

【组成】李子花、梨花、樱桃花、白蜀葵花、白莲花、红莲花、旋覆花、秦椒各 186g，桃花、木瓜花、丁香、沉香、青木香、钟乳粉各 93g，珍珠各 62g，蜀水花 31g，大豆末 300g。

【制法用法】将上药晒干，共研为细末，和匀，贮瓶备用。外用，适用于擦洗面部及双手，每日早晚各 1 次，连用 3 个月。

【功效主治】活血，润肤，增白。适用于面色不华、有色素沉着。

白芷净面膏

【组成】白芷 200g，羊脂、犬脂各 150g。

【制法用法】药膏。将白芷研为细末，入羊脂、犬脂中拌匀成膏，贮瓶备用。外用。当作洗脸面脂净面用。

【功效主治】祛风，润肤。适用于防治色素沉着。

增白膏

【组成】天花粉、白及、白芷、白附子、滑石粉各15g，白丁香（雀粪）、硼砂、冰片各5g。

【制法用法】上药共研极细末，和匀，贮瓶备用，勿令泄气。用时调制。外用，用时每取药粉20g，以鸡蛋清调和成稠糊状（若皮肤粗糙用护肤甘油适量，调和成糊状）。每取适量以搽雪花膏方法涂搽患部，每日早、晚各搽1次。

【功效主治】祛风，增白。适用于面部色素沉着、面色黄或黑。

三、食疗偏方

槟榔橘皮饮

【组成】槟榔、橘皮各20g，青皮10g，砂仁5g，玫瑰花10g，黄酒1500ml。

【制法用法】将诸药碾成粗末装入纱袋内，浸入黄酒中，文火煮30分钟加冰糖适量。每次服20ml，每日2次。

【功效主治】行气，疏肝。适用于色斑。

红枣木耳饮

【组成】黑木耳30g，红枣50g。

【制法用法】将水烧开后，下黑木耳、红枣（去核）煎汤。

每次服 150ml 早晚各 1 次。

【功效主治】健脾和血。适用于色斑。孕妇忌用。

莲枣鲫鱼汤

【组成】瘦肉 250g，鲫鱼 100g，莲子 10g，灯芯草 3g，红枣 8 枚，生姜 4 片，淡竹叶 6g，盐、油各适量。

【制法用法】先将中药置砂锅中加清水煮 30 分钟，再加鱼、肉同锅烧滚后改文火煮 40 分钟，以盐、油调味即可。每日 1 次。

【功效主治】清热和胃。适用于色斑。

鹌蛋桂圆汤

【组成】鹌鹑蛋 10 个，草莓 3 个，桑寄生 10g，红枣 4 枚，桂圆肉 15g，怀山药 12g，冰糖适量。

【制法用法】将中药加 8 碗水煮 1 小时，去渣留汤，再放入煮热的鹌鹑蛋和剖开的草莓，加冰糖，清水煮 10 分钟即可。每日 2 次。

【功效主治】补血，活血，润肤。适用于色斑。

瓜仁桂花橘皮糊

【组成】西瓜仁 250g，桂花 200g，橘皮 100g。

【制法用法】将上述 3 味共研细末，饭后用米汤调服。每日 3 次，每次 1 匙。

【功效主治】清热，理气。适宜面部黑斑、雀斑或蜡黄者。

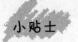

维生素对美容的作用

维生素是维持人体正常功能不可缺少的营养素，是一类与机体代谢有密切关系的低分子有机化合物，是物质代谢中起重要调节作用的许多酶的组成成分。人体对维生素的需要量虽然微乎其微，但其作用很大。当体内维生素供给不足时，能引起身体新陈代谢的障碍，从而造成皮肤功能的障碍。

维生素分脂溶性维生素（如维生素A、维生素D、维生素E、维生素K等）和水溶性维生素（如维生素B族、维生素C、维生素PP、叶酸等）两大类。各种维生素在美容护肤方面都有其独特的功效。

（1）维生素A：有维护皮肤细胞功能的作用，可使皮肤柔软细嫩，有防皱去皱功效。缺乏维生素A，可使上皮细胞的功能减退，导致皮肤弹性下降、干燥、粗糙、失去光泽。维生素A含量丰富的食物有动物肝脏、奶油、黄油、胡萝卜、白薯、绿叶蔬菜、栗子、蕃茄等。

（2）维生素B族：维生素B_1能促进胃肠功能，增进食欲，帮助消化，消除疲劳，防止肥胖，润泽皮肤和防止皮肤老化。瘦肉、粮食、花生、葵花子、松子、榛子、紫皮蒜中富含维生素B_1。维生素B_2有使皮肤皱纹变、浅，消除皮肤斑点及防治末梢神经炎的作用。

（3）维生素C：有分解皮肤中黑色素，预防色素沉着，防治黄褐斑、雀斑发生，使皮肤保持洁白细嫩的功能，并有促进伤口愈合、强健骨骼的作用。因此，应多吃含维生素C丰富的食物，如山楂、鲜枣、柠檬、橘子、猕猴桃、芒果、柚子、草莓、西红柿、雪里蕻、白菜、苦瓜、菜花等。这些食物既能满足人体对维生素C的需要，还含有大量的水分，是人体最佳的皮肤滋润佳品。

（4）维生素D：能促进皮肤的新陈代谢，增强对湿疹、疮疥的抵抗力，并有促进骨骼生长和牙齿发育的作用。服用维生素D可抑制皮肤红斑形成。体内维生素D缺乏时，皮肤容易溃烂。含维生素D的食物有鳕鱼、比目鱼、鲑鱼、沙丁鱼和其他动物的肝脏、蛋类、奶类。

（5）维生素E：维生素E在美容护肤方面的作用是不可忽视的，因为人体皮脂的氧化作用是皮肤衰老的主要原因之一，而维生素E具有抗氧化作用，从而保护了皮脂和细胞膜蛋白质及皮肤中的水分。它还能促进人体细胞的再生，推迟细胞的老化过程。此外，还能促进人体对维生素A的利用；可与维生素C起协同作用，减少皮肤发生感染；还可抑制色素斑、老年斑的形成，减少面部皱纹及洁白皮肤，防治痤疮。含维生素E的食物有豌豆油、葵花子油、芝麻油、蛋黄、核桃、葵花子、花生米、芝麻、莴笋叶、柑橘皮、瘦肉、乳类等。

第二章　美发护发偏验方

第一节　脱发

脱发，根据临床表现，一般常分为斑秃、早秃、脂溢性脱发三种。斑秃，中医称"油风脱发"；早秃、脂溢性脱发，中医称"发蛀脱发"。本病是一种常见皮肤病。严重地影响秀发和容貌美。

"油风脱发"多因气虚不能随气营养肌肤，以致腠理不密，毛孔开张，风邪乘虚侵入，风盛血燥，发失所养，而致发枯而脱；与情绪抑郁、劳伤心脾也有关系。而"发蛀脱发"多因肾精不足所致，也与思虑过度、劳伤心脾以及阴虚热蕴，蕴湿积热，湿热上蒸所致发根不固有关。

一、中药内服偏验方

一麻二至丸

【组成】黑芝麻30g，女贞子10g，墨旱莲10g，制何首乌10g，侧柏叶10g，枸杞子10g，生地黄15g，熟地黄15g，黄精20g。

【制法用法】上药共研细末，和匀，水泛为丸，如梧桐子大，晒干，贮瓶备用。口服，每次服 9g，每日服 3 次，温开水送下。或每日 1 剂，水煎服。

【功效主治】补肾，养血，润燥。适用于肾虚精血不足而兼血热引起的斑秃。

白鲜皮散

【组成】荆芥 10g，白鲜皮 15g，当归 10g，大黄 10g，防风 10g，百部 10g，连翘 10g。

【制法用法】上药共研极细末，和匀，贮瓶备用。口服，每次服 6g，每日服 2 次，饭后 2 小时滚水冲服。

【功效主治】养血熄风，杀虫清热。适用于胃经郁热型脱发、白秃。

补肾养血丹

【组成】熟地黄 30g，当归、杭白芍、川芎、木瓜、菟丝子、桃仁、桑叶、制何首乌、天麻、黑芝麻各 30g，羌活、红花各 12g。

【制法用法】上药共研细末，和匀，炼蜜为丸，每丸重 10g，分装备用。口服。每次服 1 丸，每日服 2 次，白开水化服。

【功效主治】补肝益肾，养血活血。适用于斑秃（肾虚血瘀型）。

消秃口服液

【组成】制何首乌、熟地黄、枸杞子、女贞子各 15g，墨旱莲 12g，茯苓、当归、阿胶（烊化冲入）各 10g，菟丝子、酸枣仁各

9g，升麻 5g，远志 6g。

【制法用法】上药加水煎煮 3 次，滤汁去渣，合并滤液，加热浓缩成口服液，冲入阿胶液拌匀即可。贮瓶备用。口服。每次服 20ml，每日服 2 次。

【功效主治】滋阴益肾，养血生发。适用于斑秃。

补肾生发丸

【组成】柴胡、制何首乌、熟地黄各 25g，生地黄、肉苁蓉、山萸肉、山药、白芍药、鹿角胶、桑椹各 15g，菟丝子、丹皮各 12.5g。

【制法用法】上药共研细末，和匀，炼蜜为丸，每丸重 10g，分装备用。口服，每次服 1 丸，每日早、中、晚各服 1 次，淡盐汤或白开水送下。

【功效主治】补肾生发。适用于脱发，伴见眩晕、耳鸣、腰酸、腿软，男子遗精、女子月经不调等。

茯苓散

【组成】茯苓 30g。

【制法用法】将茯苓研为细末，贮瓶备用。口服。每次服 6g，每日服 2 次，白开水冲服。

【功效主治】健脾利湿。适用于斑秃伴心情忧郁。

荆防丹

【组成】当归尾、茯苓各 12g，赤芍药、丹参、丹皮、荆芥、防风、羌活各 10g，红花 6g。

【制法用法】上药共研细末，和匀，贮瓶备用。口服，每次服 9g，每日服 2~3 次，温开水冲服。

【功效主治】凉血活血，祛风利湿。适用于青年脱发。

鸡血藤丸

【组成】制何首乌、鸡血藤、胡桃肉、大胡麻各 20g，全当归、枸杞子、侧柏叶、黄精、楮实子各 15g，冬虫夏草、炙甘草各 10g。

【制法用法】上药共研细末，和匀，炼蜜为丸，每丸重 10g。分装备用。口服，每次服 1 丸，每日服 2~3 次，白开水化服。半个月为 1 疗程。

【功效主治】益肾凉血，养血生发。适用于脱发。

代赭散

【组成】生代赭石 30g。

【制法用法】散剂。将上药研为细末，贮瓶备用。口服。每次服 3g，每日早饭前 1 小时和晚饭后 1 小时各服 1 次。温开水送服。

【功效主治】消炎降逆。适用于脱发，伴呕逆者尤宜。

落发丸

【组成】黑芝麻、桑椹各 30g，当归、熟地黄、鹿角胶、龟胶、生黄芪、淫羊藿、枸杞子、紫河车、砂仁各 15g，天麻 7.5g。

【制法用法】上药共研细末，和匀，炼蜜为丸，如梧桐子大。贮瓶备用。口服，每次服 9g，每日服 3 次，温开水送服。可连续配服。

【功效主治】补肝益肾，养阴生发。适用于内分泌紊乱引起落发。

利湿化浊膏

【组成】薏苡仁、车前子各 30g，茯苓、萆薢各 20g，猪苓、泽泻、白鲜皮、白术、山楂、丹参各 15g，半夏 9g，川芎、陈皮各 6g。

【制法用法】上药加水煎煮 3 次，滤汁去渣，合并滤液，加热浓缩为清膏，再加蜂蜜 300g 收膏即成，贮瓶备用。口服，每次服 15~30g，每日服 2 次，白开水调服。

【功效主治】利湿化浊，活血化痰。适用于脂溢性脱发（湿浊内盛型）。

药豆丸

【组成】制何首乌、生侧柏、黑芝麻、墨旱莲、女贞、生地黄各 30g，陈皮 15g，大青盐 13g，川椒 9g，黑豆 500g。

【制法用法】上药加水 3000ml，煎至 1500ml，取药汁放入黑豆 500g，煮至药汁全部被豆吸收光为止，将黑豆晒干后，收贮备用。口服。每次嚼服 60 粒。每日服 3 次。

【功效主治】养血生发。适用于脱发。

桑麻丸

【组成】黑芝麻、菟丝子各 25g，天麻、冬桑叶、制何首乌、熟地黄、白芍药、全当归、木瓜各 15g，川芎 7.5g，藁本 4.5g。

【制法用法】上药共研细末，和匀，炼蜜为丸，每丸重 9g。分装备用。口服，每次服 1 丸，每日早、中、晚各服 1 次，白开水化服。

【功效主治】补肝益肾，养血生发。适用于脱发。

补益牛膝丸

【组成】生地黄 30g，枳壳、菟丝子、地骨皮各 15g，牛膝 12g。

【制法用法】上药共研细末，和匀过筛，炼蜜为丸，如梧桐子大，贮瓶备用。口服。每次服 20 丸，每日服 3 次，温开水送服。

【功效主治】滋阴，清热，凉血。适用于肾虚之须发脱落不长。

苁蓉丸

【组成】肉苁蓉（酒洗，炙）、当归（去尾）、生干地黄、赤芍药各 30g，胡粉 15g。

【制法用法】上药共研细末，过筛和匀，炼蜜为丸，如黍米大，贮瓶备用。口服，每次服 10 粒，煎黑豆汤送下，日服 2 次，同时取此丸磨化，涂抹头上（患处）。

【功效主治】滋阴壮阳，养血生发。适用于头发不生、秃顶。

当归柏子丸

【组成】当归、柏子仁各 30g。

【制法用法】上药共研细末，和匀，炼蜜为丸，如梧桐子大，贮瓶备用。口服，每次服 7~10g，每日服 3 次，饭后以温开水送服。

【功效主治】养血，宁心。适用于脱发。

白茅根口服液

【组成】白茅根 100g。

【制法用法】上药加水煎煮 3 次，滤汁去渣，合并滤液，加热浓缩成口服液。贮瓶备用。口服。每次服 20ml，每日服 3 次。连服 60 日，见有新发长出，可逐渐减少用量。

【功效主治】凉血。适用于秃发（血热型）。

斑秃散

【组成】生磁石 30g，地黄、熟地黄、墨旱莲、制何首乌、朱茯神、黄精、女贞子各 15g，白芍药 12g，当归、木瓜各 9g，砂仁、川芎各 6g。

【制法用法】上药共研细末，和匀，贮瓶备用。口服，每次服 9g，每日早、晚各服 1 次，温开水冲服。

【功效主治】滋阴活血，养血生发。适用于斑秃（血虚风盛型）。症见脱发时间较短，轻度瘙痒，伴头昏失眠。

归地口服液

【组成】生地黄、制何首乌各 30g，当归、白芍药、枸杞子、菟丝子各 15g，蝉蜕、墨旱莲各 12g，川芎、天麻各 10g。

【制法用法】上药加水煎煮 3 次，滤汁去渣，合并滤液，加热浓缩成口服液。贮瓶备用。口服，每次服 20ml，每日服 2 次。1 个月为 1 疗程。

【功效主治】益肾祛风，养血生发。适用于斑秃。

侧椹丸

【组成】侧柏叶、桑椹子各 30g，黄柏、当归各 15g。

【制法用法】上药焙干，共研细末，过筛和匀，水泛为丸，如梧桐子大，晒干，贮瓶备用。口服，每次服 9g，每日早、晚各服 1 次，以淡盐汤送下。20 天为 1 疗程。

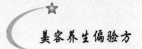

【功效主治】养血，清热。适用于中年脱发症。

养血口服液

【组成】制何首乌 25g，黄精、侧柏叶、熟地黄各 15g，补骨脂、枸杞子各 12g，当归、白芍药各 10g，红枣 5 枚。

【制法用法】上药加水煎煮 3 次，滤汁去渣，合并滤液，加热浓缩成口服液。贮瓶备用。口服，每次服 20ml，每日早、晚各服 1 次。1 个月为 1 疗程。

【功效主治】养血，益肾。适用于脱发。

三白生发散

【组成】白蒺藜、白鲜皮、羌活、生地黄、地肤子、黑芝麻、制何首乌各 15g，丹皮、赤芍药、白芍药各 12g。

【制法用法】上药共研细末，和匀，贮瓶备用。口服，每次服 9g，每日服 3 次，温开水冲服。

【功效主治】祛风清热，滋阴凉血。适用于脂溢性脱发。症见头部油脂分泌多，头屑多，毛发油软，经常脱落，伴头皮瘙痒。

二、中药外用偏验方

洗发菊花散

【组成】甘菊花 60g，蔓荆子、干柏叶、川芎、桑根白皮（去粗皮，生用）、白芷、细辛、墨旱莲（取根、茎、花、叶）各 30g。

【制法用法】上药共研为末，和匀，贮瓶备用。外用。每次取药末 60g，水 1500ml 煎至 1000ml，去渣，洗头。日洗头 1~2 次。

【功效主治】疏散风热，祛湿止痒。适用于洗发护发，预防须发脱落。

养血生发膏

【组成】丹参 80g，红花、干姜、补骨脂各 60g，当归、赤芍药、紫草根、侧柏叶各 30g，藁本 15g。

【制法用法】上药共研细末，和匀，备用。用时用白酒调制而成。外用，用时每取药末 30g，以白酒适量调和成糊状，分作 3 份，2 份贴敷涌泉穴（双）上。上盖敷料，胶布固定，每日换药 1 次。同时取另 1 份药膏涂擦患处，日涂 3 次。10 日为 1 疗程。

【功效主治】温经，活血，凉血。适用于脱发（斑秃）。

皂楝散

【组成】炒焦黄豆 15g，炒苦楝子 9g，皂矾（煅红）6g，川椒 3g。

【制法用法】上药共研极细末，和匀，贮瓶备用。外用，用药前先剃去头发，再以明矾 4.5g、川椒 4.5g，煎水洗净患处，然后取药粉少许，以桐油调和成糊状，涂搽患处，每日 1 次，15 天为 1 疗程。

【功效主治】解毒，杀虫。适用于头癣（秃疮）。

人参散

【组成】生姜皮（焙干）、人参各 30g。

【制法用法】上药共研极细末，和匀，贮瓶备用。外用，将生姜切断蘸药末涂擦患处，每日或隔日擦 1 次。

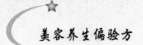

【功效主治】温经，养血。适用于因精神因素导致的脱发。

香发散

【组成】零陵香30g，檀香18g，辛夷、玫瑰花各15g，川锦纹（川军）、甘草各12g，细辛、公丁香、山奈、白芷各9g。

【制法用法】上药共研极细末，和匀，贮瓶备用。外用。用时取本散适量，用苏合油（适量）调匀成糊状。脱发涂患处，白发涂发上。每日涂1~3次。

【功效主治】祛风止痒，调血固发。适用于脱发。

斑秃油膏

【组成】柏子仁30g，制附片、蔓荆子各15g，菜油120ml。

【制法用法】上药共研为末，入菜油中浸泡24小时，再倒入铁锅内用木炭火炸枯，过滤膏成，贮瓶备用。外用，用时取油膏涂擦患处，每日早、晚各涂1次。

【功效主治】温养生发。适用于头发脱落。

治斑秃方

【组成】鲜侧柏叶（摘去细花）300g，核桃仁、香榧仁、白果仁各30g，鲜补骨脂适量（摘去毛叶）。

【制法用法】先将三仁共捣烂如泥，再入后两种鲜药同捣极烂后调匀，贮瓶备用。外用，用时取泥膏30g用细纱布包扎如球状，放在文火上烘温后，反复揉擦患处，每日早、晚各1次，每次5~10分钟。

【功效主治】凉血，补肾。适用于斑秃。

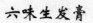

六味生发膏

【组成】桑叶、楸叶、桐叶、桃叶、椿叶、侧柏叶、丹参、何首乌各30g。

【制法用法】上药共研细末（若叶为鲜品则捣烂如泥，和之），和匀，用生香油调和成糊膏状，贮瓶备用。外用，用时取药膏少许，涂擦患处，反复揉擦之，日涂2次。

【功效主治】祛风凉血，养血生发。适用于脱发。

柏枝膏

【组成】柏枝（干者）、秦椒、半夏各90g。

【制法用法】药膏。上药细切，加清水600ml煎至150ml，加蜜少许（约50g），再煎1~2沸，收膏即成。贮瓶备用。外用。每用时取适量，入生姜汁少许，和匀，擦无发处，每日2次。

【功效主治】燥湿散寒，通络生发。适用于发落不生。

干洗头方

【组成】滑石120g，川芎、王不留行、白芷、细辛、防风、羌活、独活各15g。

【制法用法】上药共研极细末，和匀，贮瓶备用。外用，每次取药粉10~15g，掺撒于头发中，用手如梳头状，将药物梳理布匀，然后再用梳头（子）梳理，梳去药末。每日1次。

【功效主治】祛风止痒，燥湿除垢。适用于头发油腻、头皮瘙痒之脂溢性脱发。

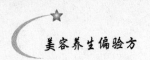

地附生发膏

【组成】生地黄、附子、山椒、白蜡各 15g。

【制法用法】上 4 味药，用麻油煎枯，去渣，炼油成膏，贮瓶备用。外用，每用少许，涂发中，日涂 2 次。

【功效主治】凉血杀虫，温养生发。适用于秃疮（头癣）。

秦芷生发膏

【组成】秦艽、白芷、川芎各 30g，蔓荆子、云茯苓、香附各 15g。

【制法用法】上药共研细末，装纱布袋内，扎紧袋口，入香油内浸泡 7 日（不时揉动药袋），备用。外用，取油膏擦无发处，每日 3 次。

【功效主治】祛风，理气。适用于脱发、少发。

治眉毛脱落方

【组成】黑芝麻花 60g(风干)，黑芝麻油 30ml，鲜补骨脂适量。

【制法用法】先将黑芝麻花风干研细，放在有盖的玻璃瓶内，倒入黑芝麻油，搅匀，浸泡 10 天（每天摇动 1 次），即可使用。外用，每日早、中、晚洗脸后，先取补骨脂，切片，擦患处，以擦至皮肤微红为止，马上用此油膏涂擦患处。

【功效主治】润肤生眉。适用于眉毛脱落。

三、食疗偏方

乌骨鸡汤

【组成】乌骨鸡 1 只，黄精 60g，枸杞子 15g，生姜 2 片，盐少许。

【制法用法】将乌鸡宰杀，去毛及内脏，黄精、枸杞子洗净，再加入适量的清水，用文火煮后，放入鸡肉、黄精、枸杞子、生姜，改用中火煮沸 3 小时，加盐调味即可。食肉喝汤，每周 2~3 剂。连服 1 个月。

【功效主治】滋补肝肾。适用于养发、生发。

核桃羊肉汤

【组成】核桃 10 个，制何首乌 30g，杜仲 30g，羊肉 500g，生姜 2 片，大枣 5 枚，盐少许。

【制法用法】将核桃去壳，姜片去皮，大枣去核，羊肉切削成片，在锅中加入适量清水，用武火煮沸后，再加入核桃、制何首乌、杜仲、羊肉、生姜、大枣煲 2 小时，加盐调味即可。食肉喝汤，每周 2~3 剂。

【功效主治】补益肾精。适用于养发生发。

墨旱莲菊花饮

【组成】墨旱莲 30g，菊花 30g，生地黄 20g。

【制法用法】将墨旱莲、菊花、生地黄放入锅中，加入适量清水，煮沸 5 分钟即可。当茶饮用。

【功效主治】滋阴，益肾，凉血。适用于养发、生发。

杏仁菊花饮

【组成】杏仁 15g，菊花 8g。

【制法用法】将杏仁捣烂，放入锅中，加入清水煮沸，去渣，倒入杯中，加入菊花浸泡 10 分钟即可。常饮。

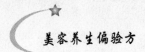

【功效主治】滋阴通络。适用于预防脱发。

莲藕炖章鱼

【组成】莲藕500g，黑豆200g，大枣15枚，大章鱼1条，猪蹄肉200g，生姜2片，盐少许。

【制法用法】将黑豆放入锅中，用文火煮开，再用清水洗净，晾干；将莲藕切成片，生姜去皮，大枣去核，猪蹄肉切成块，在瓦罐中加入适量清水，用文火煮沸后，放入其他调料，改用中火煲3小时，调味即可。每日2剂。

【功效主治】滋阴，益肾，养血。适用于养发、生发。

猪肾杜仲汤

【组成】猪肾1对，杜仲30g，沙苑子15g，核桃肉30g。

【制法用法】将药物和猪肾加适量的水，在旺火上煮30分钟后，改微火炖至猪肾熟烂。食猪肾及核桃肉，饮汤，每日1剂。连服7~10日。

【功效主治】补肾，固精。适用于先天肾气不足脱发者。

桑椹黑芝麻方

【组成】桑椹（或桑叶），黑芝麻。

【制法用法】取适量桑椹或桑叶洗净、晒干、研末，与4倍的黑芝麻粉拌匀，贮存于瓶中。用时取桑麻粉适量，加入蜂蜜，揉成面团，再分成约10g重的小丸。每日早晚各服1丸。连服10日左右。

【功效主治】滋阴，益肾。适用于先天肾精不足脱发者。

早藕方

【组成】早藕适量。

【制法用法】将早藕焙干后研成细末装瓶备用。每日食用10g，早晚服用。10~15天为1个疗程。

【功效主治】滋阴。适用于预防脱发。

胡桃粳米粥

【组成】胡桃、粳米各适量。

【制法用法】将胡桃去核熬成膏，另外加入清水、粳米煮成粥。早晚空腹食用。15天为1个疗程。

【功效主治】益肾。适用于预防脱发。

第二节　白发

白发，多指少白发，不包括老年性自然衰老后所致的白发，而指因遗传因素或某些疾病所致的早年性白发症，无论男女，中年、少年皆可发生，在临床上较为常见。白发症是未老先衰的重要标志。

用脑过度、情绪过度紧张、忧虑、惊恐，神经外伤等因素都可造成白发。此外，慢性消耗性疾病也可能出现白发，多因身体素虚、脾肾不足、气血亏虚、精血不足、发不濡养所致。现代医学认为白发症主要是毛发黑色素形成减少，由黑色素细胞形成黑色素的功能减弱，酪氨酸酶的活动减低所致。

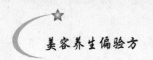

一、中药内服偏验方

长春益寿丹

【组成】菟丝子、肉苁蓉各 30g，天门冬（去心）、麦门冬（去心）、大熟地（不见铁）、山茱萸、牛膝、大生地（不见铁）、杜仲、山药、茯苓、人参、木香、柏子仁（去油）、五味子、巴戟天各 15g，枸杞子、覆盆子、地骨皮各 12g，川椒（炒）、泽泻、石菖蒲、远志各 8g，炼蜜适量。

【制法用法】上药共研细末，和匀，炼蜜为丸，如梧桐子大，贮瓶备用。口服，每日 1 次，初服 50 丸，1 个月后，加至 60 丸，百日后服 80 丸。早饭前空腹，淡盐开水送下。

【功效主治】补气养血，滋阴填精。适用于身体虚弱引起的心悸失眠、须发早白。

训老丸

【组成】大黑豆 50g，川椒、制何首乌、藁本（九蒸九晒）各 18g，生地黄、熟地黄、牛膝、枸杞子、山药、肉苁蓉各 9g。

【制法用法】上药共研为细末，和匀，以酒糊为丸，如梧桐子大，贮瓶备用。口服。每次服 6g，每日服 2 次，空腹以温酒送服。

【功效主治】滋补肝肾，乌发益智。适用于由肝肾亏损引起腰膝酸软，头发早白。

吕祖铁拐杖丸

【组成】天门冬（去心）、熟地黄（炒）、白茯苓（去皮，乳拌）

各 500g，炼蜜适量。

【制法用法】上药各依法炮制后，共研为细末，和匀，炼蜜为小丸，贮瓶备用。口服，每次服 9g，每日服 2 次，空腹用黄酒送服。

【功效主治】滋肾强精，健脾养心。适用于心肾阴血不足引起的腰膝酸痛、须发早白。

参茸卫生丸

【组成】龙眼肉 30g，杜仲（盐炒）、肉苁蓉、酸枣仁各 15g，当归 12g，琥珀 9g，人参、鹿茸、锁阳各 7.5g，制何首乌 4.5g，炼蜜适量。

【制法用法】上药共研为细末，和匀，炼蜜为丸，每丸重 9g，分装备用。口服，每次服 1 丸，每日服 2 次，空腹温开水送服。

【功效主治】补肾壮阳，健脾益气。适用于虚劳不足引起的精神萎靡、须发早白。

乌发丸

【组成】当归、黑芝麻各 30g，女贞子、墨旱莲、桑椹子、侧柏叶各 20g。

【制法用法】上药共研细末，和匀，炼蜜为丸，每丸重 9g，分装备用。口服，每次服 1 丸，每日早、晚各服 1 次，温开水送服。

【功效主治】凉血清热，滋肝益肾。适用于青少年白发。

桑椹丸

【组成】桑椹、苍术、枸杞子各 30g。

【制法用法】蜜丸。上药共研细末，炼蜜为丸，每丸重9g，分装备用。口服。每次服1丸，每日早、晚各服1次，温开水送服。

【功效主治】祛风燥湿、乌发养肝。适用于白发。

延年益寿丸

【组成】制何首乌、茯苓各960g，川牛膝、菟丝子、枸杞子、杜仲各240g，补骨脂、怀山药各120g。

【制法用法】蜜丸。上药共研细末，和匀，用生姜汁120ml加冬蜜适量，和药为丸，如梧桐子大，贮瓶备用。口服。每服50丸，每日服1次，用淡盐汤或黄酒送下。

【功效主治】补肝肾，填精髓。适用于肝肾不足之神疲乏力、须发早白。

八宝丹

【组成】赤何首乌、白何首乌、赤茯苓、白茯苓各30g，菟丝子、怀山药各7.5g，川牛膝、杜仲、甘草、枸杞子、川芎、当归各6g。

【制法用法】糊丸。上药共研细末，过筛和匀，以酒糊为丸，如梧桐子大，贮瓶备用。口服。每次服6g，每日服1~2次，用淡盐汤或黄酒送下。

【功效主治】益阴壮阳，调和气血。适用于身体虚弱、颜面憔悴、须发早白、腰膝酸软、神疲乏力。

五神还童丹

【组成】赤石脂、炒川椒、辰砂、茯神、乳香各30g。

【制法用法】上药共研细末，和匀，水泛为丸，如梧桐子大，晒干，贮瓶备用。口服，每次服6g，每日服2次，温开水送下。

【功效主治】活血化瘀，温中安神。适用于少年白发。

简妙膏

【组成】桑椹汁140ml，诃子（入香油内煎令熟）10枚，核桃适量。

【制法用法】诃子用麦麸炒，令黄色，研为末；核桃去壳，捣碎。2味同桑椹汁拌匀，以银器盛，煮成膏，瓷器盛，密封收。口服，每次食1匙，每日服2次，温开水下。

【功效主治】补肾。适用于白发。

柏子仁丸

【组成】柏子仁、秦椒（去目及闭口者，微炒去汗）各30g，酸石榴皮、制何首乌、马齿苋、莲子草、白芷、旋覆花各20g。

【制法用法】上药共研细末，过筛和匀，炼蜜为丸，如梧桐子大，贮瓶备用。口服，每日早晨空腹，用温开水送下30丸，晚饭前再服1次。

【功效主治】养血安神，清热祛风。适用于血虚风燥引起的白发。

一称金

【组成】南薄荷（一半入药，一半为衣）30g，熟地黄、莲须、槐角子（酒浸）各20g，没食子15g，人参、木香各7.5g。

【制法用法】蜜丸。上药共研细末，和匀，贮瓶备用。口服。每日30g，分3次服。

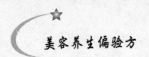

【功效主治】补血益气，疏风凉血。适用于须发早白。

加味地黄丸

【组成】附子、熟干地黄（焙）、旋覆花、干桑椹子各30g，生地黄汁80ml，生姜汁15ml，黑芝麻15g。

【制法用法】蜜丸。将黑芝麻、熟地黄、旋覆花、干桑椹子共研为细末，生地黄汁、生姜汁混合煎浓缩，入药末炼蜜为丸，如弹子大，分装备用。口服。每夜含化1丸。

【功效主治】补肾养血，滋阴清热。适用于肾虚血燥所致之白发。

人参丸

【组成】熟干地黄（焙）、天门冬（去心，焙）、白茯苓（去黑皮）各30g，胡麻仁（酒浸去皮，炒）、人参各15g。

【制法用法】上药共研细末，和匀，炼蜜为丸，如梧桐子大，贮瓶备用。口服，每次服10丸，早餐后温酒送下。

【功效主治】滋阴润燥，益气补血。适用于白发。

万病黄精丸

【组成】黄精（洗净蒸令烂熟）30g，白蜜24ml，天门冬（去心蒸令烂熟）24g。

【制法用法】蜜丸。上3味调匀，置于石臼内捣1万杵，过烂取出，和匀为丸，如梧桐子大，贮瓶备用。口服，每次服30丸，每日服3次，温酒送下。不拘时服。

【功效主治】益精黑发，生津润燥。适用于精气两亏、津液不足之须发早白。

少林长寿方

【组成】鲜生地黄、鸡头根、土黄芪各 30g，制何首乌 24g，木槿花 15g，蜂蜜 500g。

【制法用法】将上药置砂锅内，加水 2000ml，用文火慢熬 18 小时，除去药渣，用白纱布滤 3 遍，更换砂锅再熬至 500ml 即可；另外，将蜂蜜倒入砂锅内煮沸，除去泡沫和杂质，加入药汁搅匀收膏，然后装入瓷瓶内，密封备用。口服，每次服 15~20g，每日早、晚各服 1 次。

【功效主治】补气益血。适用于发须早白伴疲倦无力。

乌发膏

【组成】生地黄 144g，茜草 48g。

【制法用法】上药共绞取汁，入锅内微火煎如膏，备用。或上药加水煎煮 3 次，滤汁去渣，合并滤液，加热浓缩为清膏，再加蜂蜜 30g 收膏即成。贮瓶备用。口服，每次服 15~30g，日服 2 次，开水调服。或每日空腹用温酒送服汁膏半匙。

【功效主治】清热，滋阴，凉血。适用于须发早白。

益精乌发膏

【组成】制何首乌 50g，茯苓、女贞子各 30g，枸杞子、阿胶、枸杞子各 20g，菟丝子、牛膝、黑芝麻、核桃肉、当归各 15g，补骨脂 6g，川芎 1.5g。

【制法用法】膏滋。上药除阿胶外，余药加水煎煮 3 次，滤汁去渣，合并滤液，加热浓缩为清膏，再将阿胶加适量黄酒浸泡后隔水炖烊，冲入清膏和匀，然后加蜂蜜 30g 收膏即成。贮瓶备

用。口服。每次服 15~30g，每日服 2 次，开水化服。可连服 2~3
料膏方。

【功效主治】滋补肝肾，填精乌发。适用于精血亏耗型须发
早白。

解郁乌发膏

【组成】制何首乌 50g，地骨皮、女贞子、墨旱莲、生地黄
各 30g，丹参 20g，合欢皮、牡丹皮、茯苓各 15g，山栀、郁金各
9g，远志、当归、柴胡各 6g，甘草 3g。

【制法用法】上药加水煎煮 3 次，滤汁去渣，合并滤液，加
热浓缩为清膏，再加蜂蜜 300g 收膏即成。贮瓶备用。口服，每
次服 15~30g，每日服 2 次，开水调服。

【功效主治】清热解郁，凉血活血。适用于肝郁化火型须发
早白，常伴烦躁易怒。

石榴花散

【组成】石榴花、制何首乌各 30g。

【制法用法】将石榴花阴干，研为细末，与制何首乌细末和
匀，贮瓶备用。口服，每次服 6g，日服 2 次，用温开水冲服。

【功效主治】养血乌发。适用于须发早白。

桑麻丸

【组成】黑芝麻 30g，核桃仁 15g，桑叶、桑椹子各 7.5g。

【制法用法】将桑叶、桑椹子焙研为细末，与黑芝麻、核桃
仁拌匀，同捣成泥，加入适量蜂蜜，调和为丸，每丸重 10g。分
装备用。口服，每次服 1 丸，每日早、晚各服 1 次，开水化服。

【功效主治】补肾乌发。适用于头发少而干枯无泽、白发。

参乌散

【组成】熟地黄 30g，人参、制何首乌各 20g，当归 15g。

【制法用法】上药共研细末，和匀，贮瓶备用。口服，每次服 9g，每日服 2 次，温开水冲泡，并兑入白酒 25~50ml 温服。

【功效主治】滋阴，益气，养血。适用于白发。

桑麻乌发膏

【组成】桑椹 200g，制何首乌 150g，黑芝麻、熟地黄各 100g。

【制法用法】上药除黑芝麻外，余药加水煎煮 3 次，滤汁去渣，合并滤液，加热浓缩为清膏，再将黑芝麻捣碎煎二三沸，然后加 50g 收膏即成。贮瓶备用。口服。每次服 15~30g，每日服 2 次，开水调服。1 个月为 1 疗程。

【功效主治】滋阴养血，乌须黑发。适用于青中年白发，兼治头发枯黄。

黑豆丸

【组成】大核桃 12 枚，枸杞子、制何首乌各 60g，黑大豆 240g。

【制法用法】将大核桃剥去外壳及肉上衣膜，将核桃肉炒香，切碎备用。再将枸杞子与制何首乌加水适量同煎，至浓汁后滤去渣，然后将炒香切碎的核桃肉和黑豆一起投入药汁中，再同煎至核桃肉稀烂成糊，汁液全部被黑豆吸收为度。最后取出黑豆晾干或低温烘干即成。贮瓶备用。口服，每次服 6~9g，每日服 2 次，

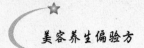

每日早晚空腹或饥饿时随时服之。

【功效主治】养阴血，乌须发。适用于白发。

黑发散

【组成】黑豆250g，制何首乌150g，黑芝麻100g，白果30粒。

【制法用法】先将黑豆和白果研碎炒熟，黑芝麻和制何首乌炒熟，共研细末，和匀，贮瓶备用。口服，每日早饭后服用30g。

【功效主治】乌须黑发。适用于须发早白。

白发丸

【组成】桑椹子30g，熟地黄25g，墨旱莲、制何首乌各20g，北枸杞子15g，菟丝子、当归、丹参各10g，蜂蜜适量。

【制法用法】上药共研细末，和匀，炼蜜为丸，如梧桐子大，贮瓶备用。口服，每次服9g，每日早、晚各服1次，温开水送服。在服药同时，在长白发的头皮处配合做局部轻轻按摩。每次3~5分钟，早晚各1次。

【功效主治】滋阴活血，补益肝肾。适用于青少年白发。

女贞丸

【组成】女贞子50g，墨旱莲、桑椹子各30g。

【制法用法】先将女贞子阴干，用酒浸1日，蒸透晒干，墨旱莲、桑椹子阴干。然后共研细末，和匀，炼蜜为丸，每丸重10g。分装备用。口服。每次服1丸，每日早、晚各服1次，淡盐开水送服。

【功效主治】滋阴。适用于少年白发。

地仙丸

【组成】枸杞子、神曲（炒）、甘菊花、熟地黄（干者炒）、桂皮（去外层皮）各60g，肉苁蓉（酒浸泡1昼夜，切、焙干）45g。

【制法用法】上药共研细末，和匀，炼蜜为丸，如梧桐子大。贮瓶备用。口服。每次服30丸，日服1~2次，酒饮任意下，空腹服之。

【功效主治】滋阴养血，助阳祛风。适用于阴阳两虚、虚风上扰之须发早白、目昏耳鸣。

乌发口服液

【组成】制何首乌、山茱萸、熟地黄各25g，山药、川牛膝、粉丹皮、枸杞子、菟丝子各10g。

【制法用法】上药加水煎煮3次，滤汁去渣，合并滤液，加热浓缩成口服液。贮瓶备用。口服，每次服20ml，日服2次。1个月为1疗程。

【功效主治】补肾，养血。适用于肾精亏虚所致少白发。

制黑豆丸

【组成】制何首乌、黑芝麻、墨旱莲各50g，大黑豆150g。

【制法用法】上药加水浸泡6小时，再用文火煎至豆熟无水，不糊为度。取出黑豆装入瓶中贮存。口服，每日早、晚空腹时各服10~20粒。

【功效主治】滋阴补血。适用于青年白发、脱发。

柿杞乌发丸

【组成】干柿饼（用茅香煮熬）、枸杞子（酒浸，焙干）各

90g。

【制法用法】上药共研细末，和匀，炼蜜为丸，如梧桐子大，贮瓶备用。口服，每服 50 丸，茅香汤送下。日服 1 次。

【功效主治】补肝益肾。适用于少年白发。

秀发丸

【组成】黑芝麻（九蒸九晒，研为末）100g，红枣肉 30g。

【制法用法】将上药共捣烂如泥，或加炼蜜少许，调和为丸，如梧桐子大，贮瓶备用。口服。每次服 10g，每日服 3 次，温开水送服。

【功效主治】补益肝肾。适用于白发或发枯不润。

二、中药外用偏验方

双花乌发散

【组成】糯鹅花（阴干为末）、芝麻花（阴干为末）、何首乌、桑叶各等份。

【制法用法】上药共研为细末，和匀，贮瓶备用。外用，用时取药粉适量，用好醋调为糊状，涂患处至发根，日涂 2 次。

【功效主治】祛风养血。适用于头发早白。

熊蔓乌发膏

【组成】熊胆、蔓荆子各等份。

【制法用法】上药共研为细末，和匀，用好醋调和成糊膏状，贮瓶备用。外用。每用少许涂发，日涂 2 次。要涂至发根处。

【功效主治】乌须黑发。适用于头发黄、白、灰。

核桃乌发膏

【组成】青核桃（连皮）3个，人乳汁100ml。

【制法用法】将连皮的青核桃捣碎，加入人乳汁（牛乳、羊乳亦可）于银石器（用琥珀或搪瓷器皿亦可）内调匀成糊膏状，贮瓶备用。外用，每用少许，涂搽须发，日涂3~5次，每日用胡桃油润之。

【功效主治】乌须黑发。适用于须发早白。

梳头药方

【组成】香白芷、零陵香、防风、荆芥穗、地骨皮、滑石、王不留行各等份。

【制法用法】上药共研为细末，和匀，贮瓶备用。外用。每次取3g，掺在头上再梳。

【功效主治】祛风除湿，清热祛瘀。适用于头发不润、早白。

三、食疗偏方

桑椹百合粥

【组成】桑椹子15g，百合30g，糯米100g，冰糖30g。

【制法用法】洗净桑椹子，用清水浸泡2~3小时；将百合去尖，洗净，用清水浸泡2~3小时，淘洗干净糯米，放入砂锅内，加入桑椹子与百合及其浸泡过的清水，文火煨粥，粥成时加入冰糖（打碎），再煮片刻，至冰糖溶化时即成。每日1次，可分餐食用。

【功效主治】补肾益精，滋肝明目。适用于肝阴虚引起的须

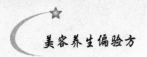

发早白。

桑椹乌发润肤粥

【组成】桑椹 60g，黑芝麻 60g，粳米 100g，白糖 20g。

【制法用法】洗净桑椹、芝麻，研磨成细粉；淘洗净粳米，放在砂锅内，加入桑椹芝麻粉，加清水，文火煨粥，粥成时加入白糖，拌匀。每日 1 次，分 2~3 天服完。

【功效主治】滋阴养血，延年益寿。适用于须发早白。

乌发粥

【组成】黑米 50g，黑豆 25g，黑芝麻粉 15g，大枣 10 枚，红糖适量。

【制法用法】先将黑米、黑豆、大枣洗净，放入 2000ml 水中同煮，以烂为度，再加黑芝麻粉同煮 1~2 分钟即可。服时加红糖适量。秋、冬季节早晚餐服食最宜。

【功效主治】补肾养血。适用于须发早白。

黑芝麻美发饮

【组成】黑芝麻、枸杞子各 20g，制何首乌 15g，杭菊花 10g，冰糖 5g。

【制法用法】将黑芝麻拣净，洗净枸杞子、制何首乌、杭菊花，同放入砂锅中，加清水，文火炖 40 分钟；加冰糖，再炖 20 分钟。每日清晨服 1 次，10 日为 1 个疗程。月经期间停服。

【功效主治】滋补肝肾。适用于须发早白。

二黑三黄饮

【组成】黑豆、黑芝麻各 50g，生地黄、黄精、黄芪各 15g。

【制法用法】将以上各味加水适量，水煎去渣。每日 1 次，分 2 次服。

【功效主治】补肝肾，益精血，长毛发。适用于脂溢性白发、脱发等。

首乌熟地茶

【组成】制何首乌 30g，熟地黄 15g。

【制法用法】将上述两味切片，水煎。代茶饮。

【功效主治】滋阴，乌发。适用于须发早白。

小贴士

白发患者生活饮食应注意的事项

1. 白发患者要精神愉快，不要忧虑紧张，要劳逸结合。

2. 调整饮食结构。不要偏食，多食豆类和蔬菜如菠菜、马铃薯，及动物内脏等含铜丰富的食品。重视饮食调理。多吃蛋白质高、维生素含量丰富的食物，如奶类、蛋类、瘦肉、鱼、豆制类、海产类、新鲜的蔬菜、水果。黑芝麻、桑椹、何首乌、女贞子、枸杞子、山药、大枣、黑豆、菊花、猪瘦肉、胡萝卜、菠菜、动物肝脏等都是对毛发很好的营养药和食品。维生素 A 对于维持上皮组织的正常功能和结构的完善、预防头发变白有益处，可以常吃含丰富的维生素 A 食物，如胡萝卜、菠菜、小油菜、韭菜、芹菜、杏等。含碘丰富的海藻类对头发十分有益，吃时应加点油，可帮助碘的吸收。

3. 头皮按摩有助于治疗少白头。

4. 精神放松很重要。如果某段时间，精神上过于紧张、焦虑，会导致大脑中儿茶酚胺释放增加，使酪氨酸酶活性减少，从而影响黑色素的代谢，使头发中的黑色素合成减少。

5. 不要湿头睡觉。预防头发早白，合理的洗涤很重要。要定期洗头，一般每周 1~2 次，夏季适当增加次数。用水宜用含矿物质不多、对毛发无刺激的软水，水温以接近体温较适当。洗头后，湿着头发睡觉不好，易受风寒，导致早生白发。

6. 走在太阳下，应做好保护。避免强烈的日光或干燥多风使毛发变性。

第三节　白屑风

白屑风，俗称头皮屑。本病好发于头皮全部，亦可延及颜面、颈项等处。多在青春期以后发生，男性多于女性。在临床上较为常见。

中医认为本病多因郁久血燥，肌肤失养，化成燥证，或血虚风燥所致。其表现头皮出现弥漫而均匀粉状的干燥白屑，堆叠

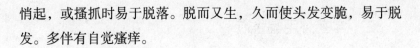

悄起，或搔抓时易于脱落。脱而又生，久而使头发变脆，易于脱发。多伴有自觉瘙痒。

一、中药内服偏验方

天麻饼

【组成】天麻、川芎、白芷各 240g。

【制法用法】上药共研细末，和匀，炼蜜调匀，每 30g 分作 1 饼，收贮备用。口服，每服 1 饼，细嚼，茶酒任下，不拘时服。

【功效主治】祛风，止痒。适用于头痒、白屑。

桑椹丸

【组成】桑椹 30g，熟地黄 26g，女贞子、黑芝麻、墨旱莲、制首乌各 20g，北枸杞子 15g，菟丝子、冬桑叶、当归、丹参各 10g，蜂蜜适量。

【制法用法】上药共研细末，和匀，炼蜜为丸，每丸重 9g，分装备用。口服。每次服 1 丸，每日早、晚各服 1 次，温开水化服。

【功效主治】补益肝肾，活血通络。适用于青少年头发白屑。

桑麻地乌散

【组成】熟地黄、制何首乌各 10g，桑叶 20g，黑芝麻（炒）50g，桔梗 3g，白果 6 个，万年青（霜叶）1 片。

【制法用法】将上药用非铁器皿研成细末，和匀，贮瓶备用。口服，每日早、晚饭后各服 10g，温开水冲服。

【功效主治】滋阴，养血。适用于青年头发白屑。

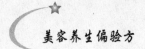

二、中药外用偏验方

蔓荆子膏

【组成】羊踯躅花、葶苈子各 120g, 零陵香 60g, 蔓荆子 30g, 生附子 30 枚, 莲子草 1 握。

【制法用法】上 6 味, 细切, 以绵裹, 用香油 160ml 渍 7 日, 瓷瓶收贮, 备用。外用。每日蘸油膏梳头常用之。

【功效主治】祛风通络, 化湿止痒。适用于头痒、白屑风。

藜芦散

【组成】藜芦根适量。

【制法用法】上药共研细末, 贮瓶备用。外用, 每日夜间先用藜芦煎水, 洗头, 待半干时, 再取此散适量, 撒掺于头皮之上, 随即用布包扎, 次晨梳掉。

【功效主治】祛风止痒。适用于头皮瘙痒之白屑风。

白芷散

【组成】香白芷、王不留行各等份。

【制法用法】上药共研细末, 和匀, 贮瓶备用。外用, 每用少许, 干掺头皮上, 一夜后篦去。

【功效主治】祛风活血。适用于白屑风。

山豆根膏

【组成】山豆根 100g, 猪脂适量。

【制法用法】将山豆根研匀细末, 入猪脂调匀为软膏状, 贮瓶备用。外用，每用少许，涂搽患处。

【功效主治】清热解毒。适用于头生白屑。

藁本散

【组成】藁本、白芷各等份。

【制法用法】上药共研为细末，和匀，贮瓶备用。外用，夜搽早梳。

【功效主治】祛风止痒。适用于头屑。

除白屑方

【组成】侧柏叶3片，桃仁7个，梨1个，诃子5个。

【制法用法】将上药共捣烂如泥，收贮备用。外用。每用5~10g，用井水浸片刻，搅匀擦头。

【功效主治】凉血祛瘀。适用于头上白屑。

白屑散

【组成】苍耳子、王不留行各30g，苦参15g，明矾9g。

【制法用法】上药共研细末，和匀，贮瓶备用。外用。每次取30g，用沸水300ml冲泡（盖盖闷3~5分钟），待温反复洗头，每日洗1次，每次15分钟。

【功效主治】祛风除瘀，收敛止痒。适用于白屑风。

三、食疗偏方

西芹拌芝麻

【组成】西芹1条，姜丝10g，黑芝麻20g，生抽、上汤各

20g，醋 5g，糖、盐各少许。

【制法用法】将西芹撕去筋络，切丝，放进滚水中稍煮一下，捞出，用冷开水冲过，沥干水分，待用。姜丝用冷开水泡浸片刻，捞出，沥干水分，与芹菜丝拌匀。用净炒锅炒香芝麻，加生抽、上汤、醋、糖、盐拌匀后，浇在芹菜上拌匀即可食用。每日饮 1 次。

【功效主治】平肝，健脾，益气。适用于头上白屑。

海带炒鸡丝

【组成】海带丝 100g，鸡肉 180g，冬菇 4 只，姜丝、葱丝各 10g，红椒 1 只，生抽、甜酒、水各适量。

【制法用法】海带用水泡软，洗净，切丝。冬菇用清水浸软，去蒂，洗干净后，沥干水分，切丝。鸡肉洗干净，吸干水分，切丝。红椒去核洗净后切丝。炒锅下油，爆姜丝，下鸡肉丝、冬菇丝、红椒丝及海带丝拌炒至材料将熟，加入生抽、甜酒、水，加锅盖煮至液汁将干，撒下葱丝，即可上碟进食。每日饮 1 次。

【功效主治】温中，益气，补血。适用于头上白屑。

八珍美发豆

【组成】黑豆 1500g，制何首乌、当归、川芎、女贞子、枸杞子、生地黄、墨旱莲、桑椹子各 150g，细盐、五香粉、斟酒、姜汁各适量。

【制法用法】将上述各药置砂锅中煎煮，煎煮 2 次合并药汁。洗净黑大豆，置上述药汁中浸泡 24 小时，然后用文火慢煮，加细盐、五香粉、料酒、姜汁；药汁煮干时，取出，晾干，收存。每日早晚各服此黑豆 30 粒。

【功效主治】补血调经，滋肾养肝。适用于头上白屑。

芝麻茯苓瘦肉汤

【组成】黑芝麻 60g，茯苓 60g，鲜菊花 10 朵，猪瘦肉 250g。

【制法用法】猪瘦肉洗净、切片，用调料腌 10 分钟；黑芝麻用清水浸一下，洗净捣烂。茯苓、鲜菊花分别用清水洗净，菊花取花瓣。先将黑芝麻、茯苓放入清水锅内，煮 30 分钟；再放入瘦肉、菊花瓣，煮至瘦肉熟，调味供用。每日饮 1 次，随量食用。

【功效主治】补肝，益肾。适用于头上白屑。

首乌寄生鸡蛋汤

【组成】鸡蛋 4 只，制何首乌 10g，桑寄生 5g。

【制法用法】制何首乌、桑寄生、鸡蛋洗净。把全部用料放入锅内，加清水适量，武火煮沸后，文火煲半小时。捞起鸡蛋去壳，再放入锅内煲 1 小时，加糖煲沸即成。每日饮 1 次。

【功效主治】养血补肾。适用于头上白屑。

何首乌牛肉汤

【组成】牛腱肉 250g，制何首乌、龙眼肉各 30g，大枣 8 枚，黑豆 100g，生姜 10g，盐、味精、芝麻油、酱油适量。

【制法用法】将黑豆炒至豆皮裂开，产生香气备用。牛肉切约 3cm 见方的块；制何首乌、大枣洗干净；干姜去皮切成薄片备用。将以上备好的料与龙眼肉放入深锅，注入 1000ml 水，用武火煮 15 分钟至沸，调成中火继续煮 1 小时后，用适量的盐、胡椒、味精调味即可。佐餐食用。牛肉食时可蘸酱油、胡椒粉配制的佐料。每日饮 1 次。

【功效主治】补血养气。适用于头上白屑。

第三章 明目护齿偏验方

中医认为肝开窍于目，五脏之精气皆上注于目，若脏气不足，则目失所养以致目昏不明。又肾主骨，齿为骨之余，若肾虚，则牙失充养，加之牙齿不卫生，未及时刷牙致牙齿黄黑、结垢。目昏蒙不明、双眼无神及牙齿枯黄、结垢，严重影响目、牙之外在美观，应引起重视。

一、中药内服偏验方

甘菊花丸

【组成】枸杞子、熟地黄各 120g，甘菊花 60g，山药 15g。

【制法用法】上药共研细末，和匀，炼蜜为丸，如梧桐子大，贮瓶备用。口服，每次服 30 丸，日服 1~2 次，饭后用温开水送下。

【功效主治】滋补肝肾。适用于男子肝肾虚弱引起的睛目昏暗或见黑花。常服明目驻颜。

密蒙花散

【组成】密蒙花 30g，楮实 15g，蒺藜子 15g，甘菊花 15g，防风 15g，蛇蜕 15g，甘草 3g。

【制法用法】上药共研细末，和匀，贮瓶备用。口服，每次服 3g，日服 2 次，饭后温开水送服。

【功效主治】清肝明目，祛风散结。适用于肝热目涩、视物昏暗不明。

明目益肾还睛丸

【组成】白芍药（醋炒）30g，知母（盐水炒）24g，当归身（酒洗）、黄柏（盐水炒）各 12g，黄芪（酒炒）9g。

【制法用法】上药共研细末，和匀，炼蜜为丸，如梧桐子大，贮瓶备用。口服，每日服 120 丸，分早、晚白汤送下。

【功效主治】滋肝养肾，养血明目。适用于肝肾精血亏虚所致双目无神、视物昏花。

明目散

【组成】薄荷、绿豆粉各 30g，白芷、菊花各 15g，防风 9g，丁香、川芎、青皮、木香、辛夷各 6g，冰片（酌加）少许。

【制法用法】上药共研细末，和匀，贮瓶备用。口服，每次服 6g，日服 2 次，米汤送服。

【功效主治】疏风活血，清热明目。适用于目昏，兼治伤风。

明目益睛散

【组成】沙苑子、青箱子各 10g，茺蔚子 7g。

【制法用法】上药共研细末，和匀，贮瓶备用。口服，每次服 3g，每日服 2 次，温开水送服。

【功效主治】补肝益肾。适用于目昏不明。

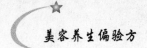

地黄明目丸

【组成】生地黄、熟地黄各 30g，川椒红 15g。

【制法用法】上药共研细末，和匀，炼蜜为丸，如梧桐子大，贮瓶备用。口服，每次服 30 丸，日服 1~2 次，空腹盐汤下。

【功效主治】滋阴补肾。适用于肝肾精血不足之目昏。

地骨皮散

【组成】地骨皮、郁李仁、干生地黄、杏仁各 30g，川升麻、藁本、露蜂房各 15g。

【制法用法】上药共研细末，和匀，贮瓶备用。口服。每次取 3g 含于口中，将唾液慢慢咽下。

【功效主治】凉血泻火，滋阴润燥。适用于牙枯燥无润泽、牙齿黄黑。

独活丸

【组成】独活、防风、川芎、细辛、当归尾、沉香、干生地黄各 30g，公丁香、零陵香、川升麻、甘草各 15g。

【制法用法】上药共研细末，和匀，炼蜜为丸，如豇豆大，贮瓶备用。口服。常含 1 丸，咽津。

【功效主治】祛风除湿，凉血活血，香口洁齿。适用于齿根暗黑。

洁齿口服液

【组成】石膏 60g，熟地黄 30g，麦门冬 18g，玄参 15g，牛膝 12g，知母 12g，黄连 6g。

【制法用法】上药加水煎煮 3 次，滤汁去渣，合并滤液，加热浓缩成口服液。贮瓶备用。口服，每次服 20ml，每日服 2 次。

【功效主治】清热，滋阴，降火。适用于牙齿颜色变黑。

二、中药外用偏验方

明目枕

【组成】苦荞皮、黑豆皮、绿豆皮、决明子、薄荷叶、菊花各等份。

【制法用法】上药晒干共研为粗末，装入枕袋中至满为度，封口备用。外用，作枕枕之。

【功效主治】清肝明目。适用于目昏不明。

七宝散

【组成】海蛤、琥珀、珍珠、白石英、玛瑙、光明砂各 30g，麝香 0.3g。

【制法用法】散剂。上药共研细末，和匀，贮瓶备用，勿令泄气。外用，每日取药散刷牙，每日早晚各 1 次。

【功效主治】祛瘀通络，燥湿化垢。适用于牙齿黄垢。

石燕散

【组成】石燕子 5 对（火煅，米醋淬 7 次，研末），青盐、麝香各少许。

【制法用法】上药共研细末，和匀，贮瓶备用，勿令泄气。外用。每日用药粉刷牙后，用温酒漱口并咽下。

【功效主治】固齿洁齿。适用于齿松动、结垢。

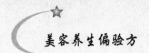

石膏散

【组成】石膏、白芷、沉香、寒水石、丹砂各 30g，升麻、藁本、细辛各 15g。

【制法用法】上药共研细末，和匀，贮瓶备用。外用。每用柳枝咬头令软，蘸药刷牙。

【功效主治】清热散风，洁齿化垢。适用于防治齿黑黄，亦治口臭。

杏仁膏

【组成】杏仁 30g，精盐 120g。

【制法用法】上药共捣烂如泥膏状，贮瓶备用。外用，每日用药膏刷牙 2 次。

【功效主治】洁白牙齿。适用于牙齿黄黑。

三、食疗偏方

猪眼桂圆汤

【组成】猪眼（或牛、羊、鸟眼）1 对，桂圆肉、枸杞子各 15g。

【制法用法】将猪眼清洗净，与桂圆肉、枸杞子加水适量，放碗内，隔水炖熟，调味。饮汤吃眼睛和桂圆肉、枸杞子。

【功效主治】滋阴明目。适用于防治近视。

乌鸡肝粥

【组成】乌鸡肝 1 具，豆豉 10g，粳米 100g。

【制法用法】将乌鸡肝洗净切细。取豆豉煎汁，弃豆豉滤汁，再加鸡肝和粳米煮粥。任意食用。

【功效主治】养肝明目。适用于肝虚所致的视物不清或夜盲症。

菊 花 粥

【组成】干菊花 10g~15g，粳米 30g~60g。

【制法用法】于秋季霜降前，采摘鲜菊花，烘干（或蒸后晒干），磨粉备用。将粳米煮粥，粥成调入菊花末，再煮沸即可。早晚空腹食用。

【功效主治】清肝，明目。适用于视物昏花。

玉 米 仁 粥

【组成】玉米仁 30g，枸杞子 15g，粳米 50~100g。

【制法用法】将玉米棒仁捣碎，与枸杞子同煎取汁，下粳米煮为粥。空腹食用。

【功效主治】养肝，明目。适用于肝肾不足引起的视物昏花。

猪 肝 蛋 粥

【组成】猪肝、粳米各 50g，鸡蛋 1 枚，盐、味精各适量。

【制法用法】将猪肝切细，与粳米煮粥，将熟时，打入鸡蛋，加盐、味精调味，煮熟后即可食用。每日 1 次。

【功效主治】养肝明目。适用于肝虚雀目（夜间视物不清）。常服能使眼睛明亮。

桑芽粥

【组成】桑芽（春天初生细芽含苞未展者）30g，焙干。

【制法用法】水煎弃渣取汁，加糯米 100g 同煮为粥。空腹食用。

【功效主治】清肝明目。适用于肝火旺之目昏。

羊肝粥

【组成】羊肝 50g，韭菜籽 10g，粳米 100g。

【制法用法】将羊肝切细；韭菜籽炒后研细，水煮取汁。加入粳米 100g 和羊肝煮为粥。空腹服用。

【功效主治】养肝明目。适用于视物昏花，肝虚雀目。

苦瓜荠菜猪肉汤

【组成】苦瓜 29g，去瓤切成小丁块，瘦猪肉 125g 切薄片，荠菜 50g 洗净切碎。

【制法用法】先将肉片用料酒、精盐调味，加水煮沸 5 分钟，加入苦瓜、荠菜煮汤，调入味精即成。每日 1 次，连服 5~7 日。

【功效主治】滋阴，清肝。适用于肝火旺之目昏。

核桃仁枸杞粥

【组成】核桃仁 50g，枸杞子 20g，粳米 100g，白糖 20g。

【制法用法】洗净并捣碎核桃仁，洗净枸杞子，淘洗干净粳米，放于砂锅内，加入核桃仁与枸杞子，加入适量清水，文火煨粥，粥成时加入白糖，拌匀。每日 1 次，当早餐一次趁热服完，每 20 次为 1 疗程。

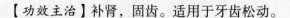

【功效主治】补肾，固齿。适用于牙齿松动。

天冬黑豆粥

【组成】天冬、黑豆、黑芝麻各 30g，糯米 60g，冰糖适量。

【制法用法】将天冬、黑豆、黑芝麻及糯米洗干净，放入砂锅，加水适量，同煮成粥；待粥将熟时，加入冰糖，再煮 1~2 沸即可。每日 2 次，5~7 日为 1 疗程。也可随意食，温热服。

【功效主治】补肾滋阴，固齿乌发。适用于牙齿松动。

牛筋粥

【组成】牛蹄筋 50g，粳米 100g。

【制法用法】将牛蹄筋洗净，入砂锅，加水适量，煨炖至透烂，入粳米，加水至 100ml，先煮沸，改文火煨成浓稠粥，粥成可适当调味食之。每日 1 次。

【功效主治】温脾，固齿。适用于牙齿松动。

枸杞百合糯米粥

【组成】枸杞子 20g，百合、红糖各 30g，糯米 100g。

【制法用法】洗净枸杞子；百合去尖，洗净。糯米淘洗干净，放入砂锅中，加入百合与枸杞子，加适量清水，文火煨粥，粥成时加入红糖，拌匀。每日 1 次，可分餐食用。

【功效主治】润肺，补肝。适用于牙齿松动。

桑椹枸杞子粥

【组成】桑椹子 30g，枸杞子 30g，薏米 20g，粳米 60g，冰糖 20g。

【制法用法】洗净桑椹子、枸杞子、薏米，以清水浸泡1晚，洗净粳米，打碎冰糖，置于砂锅之中，加入上述3味中药及已浸泡了一晚的清水，文火煨粥。每日1次，当早餐趁温热时食用，可长期食用。

【功效主治】补肾，益肝，健脾。适用于目暗眩晕、耳鸣失眠等症。

红枣羊骨糯米粥

【组成】羊胫骨1~2根，红枣（去核）20~30枚，糯米适量。

【制法用法】将羊胫骨（即四肢的长骨）敲碎，与红枣、糯米加水煮成稀粥，调味服食。1日内分2~3次服完。

【功效主治】补脾，固齿。适用于贫血、小儿牙齿生长缓慢等。

地黄粥

【组成】熟地黄、枸杞子各20g，甘菊花10g，鸡脯肉100g，粳米60g，细盐、生姜末、味精、葱花各适量。

【制法用法】将鸡脯肉洗净，剁成肉泥，备用；将熟地黄等3味中药水煎2次，取汁，备用；粳米洗净，放砂锅内，加入药汁与鸡脯肉，文火煨粥，粥成时，加入细盐、葱花、生姜末与味精调匀，再煮片刻即成。每日1次，当早餐，1次趁热吃完。

【功效主治】滋补肝肾，乌发固齿。适用于牙齿松动。

凉拌牛蹄筋

【组成】熟牛蹄筋29g，腐竹100g，姜末、蒜泥、精盐、醋、酱油、香油、味精各适量。

【制法用法】将牛蹄筋开水烫一下，切成 1~1.5cm 的段，腐竹用水泡软煮熟，切 2cm 长的段，挤去水分，和牛蹄筋拌在一起，加姜末、蒜泥、盐、醋、酱油、香油、味精调匀，即可服食之。每日 1 次。

【功效主治】强筋，固齿。适用于牙齿松动。

健身长寿鸡

【组成】核桃肉 30g，桑椹子 15g，黑芝麻 10g，蜂蜜 25g，母鸡 2 只，食盐、味精、猪油各适量。

【制法用法】将核桃仁、桑椹子、黑芝麻分别研细放入备好的鸡腹内，装入盆中，加入蜂蜜、食盐、猪油放进锅内蒸至鸡烂熟，加入味精即可服食。每日早、中、晚三餐均作菜佐食。

【功效主治】补气血，益肝肾。适用于牙齿松动。

桑寄生煲鸡蛋

【组成】桑寄生 20g，鸡蛋 1~2 个。

【制法用法】加水共煮，蛋熟后去壳再煮 10 分钟。食蛋饮汤。

【功效主治】补益脾肾。适用于脾肾两虚引起的牙齿松动。

固齿蛋糕

【组成】山茱萸 30g，骨碎补 60g，茯苓 30g，盐炒泽泻 12g，熟地 30g，酒炒丹皮 20g，鸡蛋 500g，白糖 450g，面粉 400g。

【制法用法】将骨碎补、山茱萸、茯苓、熟地、盐炒泽泻、酒炒丹皮去净灰渣，加工烘干制成粉末。将鸡蛋打入缸内，加白糖用打蛋机或竹筷顺着一个方向搅拌 35 分钟，待现乳白色泡沫时筛入面粉、中药粉末搅匀。将方木箱架放入蒸笼内，垫上油纸，倒入蛋面浆摊平，用武火沸水蒸约 15 分钟即成。将蛋糕切成 20 块。每日 1 次，每次 1~2 块。

【功效主治】滋肾固齿。适用于肾阴虚所致的牙齿松动、牙龈肿痛、耳聋耳鸣等症。

天门冬饼

【组成】天门冬 1000g，黑芝麻 100g，黑豆粉 500g，蜂蜜 50g。

【制法用法】将天门冬加水浓煎，取汁 300ml，加蜂蜜熬炼，再入黑芝麻、黑豆粉，和匀捏成直径约 9cm、厚约 1.5cm 的饼。每日 3 次，每次食一饼，嚼烂，温酒送服。

【功效主治】固齿，益肾。适用于牙齿早脱、早衰之症。

猪蹄核桃芝麻饮

【组成】猪蹄 1 只，核桃仁 60g，黑芝麻 30g，玉竹 30g。

【制法用法】将猪蹄、核桃仁、黑芝麻、玉竹一起煲汤饮服。可分数次服食，经常煲汤食之。

【功效主治】温肾，益精，固齿。适用于护牙防龋。

坚齿茶

【组成】茶叶（红茶、绿茶、乌龙茶、铁观音均可）1~3g。

【制法用法】将茶叶放杯内，沸水冲泡，候温后饮服，并常用茶水漱口。每日冲泡 1~2 杯。

【功效主治】去腐洁齿。适用于护牙防龋。

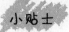

健齿的饮食原则

一口洁白、整齐、坚固的牙齿不仅给人增添美感，而且能预防和减少消化系统疾病，增进身心健康。而牙齿的好坏与饮食营养有着密切的关系。

现代医学研究表明，牙齿的健康和整洁与钙、磷、维生素D、维生素C、氟等成分密切相关。因此，为了使牙齿健康，在日常饮食中应注意以下饮食原则：

（1）摄取足够的钙质。

钙是组成牙齿的主要成分，在饮食中应注意摄取富含钙质的食物，如牛奶、奶粉、乳酪、豆制品。特别是乳类中的钙、磷比例合适，有利于人体吸收。此外，虾皮、骨头、淡菜、发菜、海带、裙带菜、紫菜、田螺、泥鳅、鱼松、蛋黄粉等食品中钙的含量也比较丰富。同时，在烹饪含钙食物时，适当放点醋，有助于钙质的溶解，有利于人体吸收。

（2）进食含磷丰富的食物。

磷与钙一样，也是牙齿的主要成分之一，是保持牙齿坚固不可缺少的营养素。磷在食物中分布很广，肉、鱼、奶、豆类、谷类以及蔬菜中均含有丰富的磷。

（3）补充维生素D。

维生素D能促进人体对钙、磷的吸收及骨化作用。含维生素D丰富的食物有肝脏、鱼油等。

（4）补充氟元素。

氟是保持牙齿健康的重要元素。氟能与牙质中的钙、磷化合物形成不易溶解的氟磷灰石，从而防止细菌所产生的酸对牙质的侵蚀。此外，氟还能通过抑制细菌中的酶而阻碍细菌的生长，海鱼、茶、蜂蜜和矿泉水中含有丰富的氟。

（5）保证维生素C的摄入。

人体中维生素C的含量充足，是预防牙周病的重要条件。缺乏维生素C就可能导致牙周病的发生。新鲜绿色蔬菜和水果中含有丰富的维生素C，每日膳食中应保证蔬菜和水果的充分供给。

第四章　减肥瘦身偏验方

肥胖可分为单纯性肥胖和继发性肥胖两大类。平时所见到的肥胖多属于前者。单纯性肥胖被称为原发性肥胖，可能与遗传、饮食和运动习惯有关。所谓继发性肥胖，是指由于其他健康问题所导致的肥胖，也就是说继发性肥胖是有因可查的肥胖。

中医对肥胖的认识可以说是源远流长，早在《黄帝内经》中就有不少关于肥胖病的记载。如《丹溪心法》指出："肥人多痰湿。"另外还有"久卧伤气，久坐伤肉"等等。认为过食肥甘、缺乏运动、久病正虚、情志所伤可导致脏腑功能失调，以致水湿、痰浊、膏脂等壅盛于体内而发生肥胖。肥胖多以脾肾之虚为本，水湿痰瘀为标，气滞贯穿其间，三焦气化失常随行，虚实、寒热兼杂。

中医减肥的治疗方法很多，主要有内治法和外治法。内治法根据中医辨证论治来确定证型，或配合药膳、食疗等等。外治法有针灸、耳贴、刮痧、熏蒸、气功、按摩等等。

中医将单纯性肥胖症（无并发症）按辨证分为六型。

1. **胃热湿阻型**：多有肥胖家族史，或由脾虚湿阻、久郁化热所致。表现为形体肥胖，头胀眩晕，消谷善饥，肢重怠惰，口渴喜饮，口臭，便秘，舌质红，苔腻微黄，脉滑或数。治则：清热利湿。

2.脾虚湿阻型：多年龄偏大，表现为形体肥胖但超重不明显，浮肿，疲乏无力，肢体困重，纳少腹胀，便溏尿少，下肢时有轻度水肿，舌淡边有齿痕，舌苔薄腻，脉濡或缓。治则：健脾，益气，祛湿。

3.肝郁气滞型：多见于青中年或更年期女性，肥胖多与月经不调有关，胸胁苦满，胃脘痞满，月经不调或闭经，失眠多梦，舌质红，苔白或薄腻，脉弦细。治则：疏肝，理气，清热。

4.脾肾阳虚型：多见于中老年人或反复减肥并反复反弹者，表现为虚肿肥胖，疲乏无力，嗜睡，腰酸腿软，舌质淡红，苔白，脉沉细无力。治则：温肾，健脾，化湿。

5.阴虚内热型：肥胖程度不重，头昏眼花，头胀头痛，腰膝酸软，五心烦热，失眠，舌尖红苔薄，脉细数微弦。治则：滋养肝肾。

6.气滞血瘀型：可见肥胖，心悸气短，胸胁作痛，痛有定处，妇女月经不调，色黑有块，舌苔薄，舌质暗、有瘀点、瘀斑，脉细弦或涩。治则：理气，活血，化瘀。

一、中药内服偏验方

减肥降脂方

【组成】泽泻、决明子各 30g，荷叶 24g，生石膏 40g，红参 12g，知母、半夏、甘草、黄粳米各 10g 组成。

【制法用法】制成冲剂，袋装备用。每日 2 次，每次 1 袋，饭前服用，连用 30 日为 1 个疗程。

【功效主治】清热，除湿，和胃。适用于祛脂减肥。

轻身方

【组成】番泻叶 15g，泽泻、山楂、决明子各 12g。

【制法用法】水煎。每日 1 剂。

【功效主治】清胃热，利水湿。适用于祛脂减肥。

三花减肥方

【组成】川芎 1.5g，玫瑰花、茉莉花各 0.3g，玳玳花 0.5g，荷叶、通草、参三七末各 1g，郁李仁、火麻仁各 5g，佛耳草、全瓜蒌、玉竹各 12g。

【制法用法】水煎。代茶饮，每日 1 剂。

【功效主治】理气，祛瘀，利水。适用于祛脂减肥。

健美减肥方

【组成】泽泻、山楂、莱菔子、麦芽、神曲、夏枯草、陈皮、炒牵牛子、决明子、云茯苓、赤小豆、藿香各 7g 组成。

【制法用法】水煎服。每天 1 剂。

【功效主治】利湿消积。适用于祛脂减肥。

防己黄芪汤

【组成】车前草 30g，白术、泽泻、桂花各 15g，茯苓 12g，黄芪、苍术、防己各 10g。

【制法用法】水煎取汁。每日 1 剂，分 2 次饮用。

【功效主治】理气，除湿，化瘀。适用于减肥。

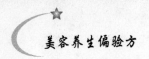

清消饮

【组成】决明子、泽泻、茯苓、薏苡仁、防己各15g，荷叶、白术各12g，陈皮10g组成。

【制法用法】水煎服。每日1剂，连用10剂为1个疗程。

【功效主治】清热祛湿。适用于祛脂减肥。

加减五苓散方

【组成】泽泻、茯苓、猪苓各30g，白术60g，桂枝18g组成。

【制法用法】制成散剂，装瓶备用。每次取散剂3~6g，早晚用温白开水送服，每日2次。

【功效主治】健脾利水。适用于祛脂减肥。

防己党参方

【组成】防己、党参、白术、泽泻、车前子、补骨脂各10g，附子、肉桂各3g，甘草5g。

【制法用法】水煎。代茶饮，每日1剂。

【功效主治】健脾补肾，温阳化湿。适用于祛脂减肥。

泽泻焦楂方

【组成】泽泻、焦山楂、荷叶、薏苡仁、茯苓、黄芪、昆布、橘红、莱菔子、甘草各等量。

【制法用法】共研为末和匀，装瓶备用。每日取末50~100g，微煎后或用沸水冲泡后，代茶饮用，冲淡为止。

【功效主治】疏泄肝胆，化痰降浊，活血减肥。

消肥饮

【组成】泽泻、荷叶、山楂各等份。

【制法用法】各味混匀，贮存备用。每日 1~2 次，每次取30g，冲入沸水，代茶饮用，连用 90 日为 1 个疗程。

【功效主治】消积利湿。适用于祛脂减肥。

真武汤加减

【组成】黄芪、党参各 15g，白芍 12g，附子、茯苓、白术、补骨脂各 10g。

【制法用法】水煎取汁。每日 1 剂，分 2 次饮用。

【功效主治】理气，活血，化瘀。适用于减肥。

健美茶方

【组成】白术、苍术、泽泻、云茯苓、猪苓、防己、车前子各 10g 组成。

【制法用法】水煎服。每天 1 剂。

【功效主治】健脾燥湿，利尿消肿。适用于减肥。

白术减肥方

【组成】白术、茯苓、菟丝子、枸杞子各 9g，党参、仙茅、覆盆子各 15g，半夏、陈皮各 45g，甘草 3g 组成。

【制法用法】水煎服。每天 1 剂。

【功效主治】补脾益肾，温阳化湿。

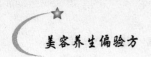

术仁方

【组成】炒白术、炒苍术、柏子仁各 15g，法半夏、陈皮、白茯苓、炒薏苡仁、大腹皮、车前草、炒泽泻、冬瓜皮、炙香附各 19g。

【制法用法】水煎服。每天 1 剂。

【功效主治】燥湿，健脾，利湿。适用于减肥。

祛痰湿方

【组成】茯苓、炒薏苡仁、大腹皮、法半夏、炒苍术各 12g，陈皮 10g。

【制法用法】水煎服。每天 1 剂。

【功效主治】健脾，祛湿，化痰。适用于减肥。

海藻虎杖方

【组成】海藻 8g，虎杖、陈皮各 12g 组成。

【制法用法】水煎。代茶饮，每日 1 剂。

【功效主治】清热，化痰，祛痰。适用于减肥。

消胖灵

【组成】泽泻、郁李仁各 15g，决明子 30g，火麻仁、山楂各 10g 组成。

【制法用法】各味研为细末和匀，装袋（每袋 20g）备用。每次 1~2 袋泡水饮用，每日 3 次，连用 30 日为 1 个疗程。

【功效主治】清热，除湿，消积。适用于减肥。

桃红四物汤加减

【组成】降香、川芎、白芍各 12g，桃仁、红花、当归、熟地黄各 10g。

【制法用法】水煎取汁。每日 1 剂，分 2 次饮用。

【功效主治】行气，活血，化瘀。适用于减肥。

防己蒲黄荷叶方

【组成】防己、生蒲黄各 15g，泽泻、冬瓜皮、黄芪、荷叶各 20g，杏仁、川楝子各 12g，苍术、白芥子、陈皮各 10g，人参、白豆蔻各 6g 组成。

【制法用法】水煎。代茶饮，每日 1 剂。

【功效主治】健脾利水，行气化痰。适用于减肥。

二、饮食偏方

酿黄瓜

【组成】黄瓜 750g，豆腐 200g，水发木耳 50g，水发玉兰片 50g，蘑菇 2g，精盐、白糖、水淀粉、花生油、芝麻油、葱花、姜末、味精、胡椒粉、素鲜汤各适量。

【制法用法】将黄瓜切去两头，洗净后切成约 4cm 长的段，挖去瓜瓤，呈空筒状；豆腐用沸水焯一下，捞出沥水，晾凉，放入碗内用筷子搅碎成泥；水发黑木耳拣去杂质，洗净，剁成碎末；蘑菇、水发玉兰片切成细丁。将以上各料均放入盛豆腐泥的碗内，加精盐、味精、葱花、姜末、胡椒粉、水淀粉、花生油调拌均匀成馅；逐一将黄瓜筒填满馅心，用水淀粉涂抹黄瓜段的两端，将其一一竖摆大蒸盘内，上笼蒸熟后取出，将汤汁滗入碗中。炒勺上火，加素鲜汤和滗出的汤汁，再加白糖、精盐、味精烧开，用水淀粉勾薄芡，淋入芝麻油，浇在蒸熟的黄瓜筒上即成。馅香汁浓，佐餐食用。

【功效主治】降脂，通便。适用于单纯性肥胖，对兼有高脂血症、高血压病、习惯性便秘者尤为适宜。

扒冬瓜条

【组成】冬瓜500g，精盐、水淀粉、鲜汤各适量，味精、芝麻油、花生油、葱、姜、料酒各少许。

【制法用法】将冬瓜去皮、籽，洗净，切成长条，在沸水锅中焯透，捞出沥水；葱、姜均洗净后切末，待用。炒勺上火，放花生油烧热，下葱末、姜末炝勺。加入鲜汤，将葱末、姜末捞出不要，随即加入料酒、味精、精盐，轻轻推入码好的冬瓜条，烧沸后用水淀粉勾芡，淋入芝麻油推勺，出勺装盘即成。清香爽口，佐餐食用。

【功效主治】利水降脂。适宜肥胖人减肥食用。

蒜香菠菜

【组成】菠菜300g，大蒜20g，芝麻油、麻酱、精盐、味精各适量。

【制法用法】将菠菜择洗净，入开水锅中稍焯后捞出，放入凉开水中过凉，捞出切段；大蒜用刀拍碎后剁成末，待用。将味精用温水化开；芝麻油与麻酱调匀备用。菠菜段放盘内，撒上蒜末、味精水、调好的麻酱及精盐，调拌均匀后即可食用。清淡爽口，蒜香味浓，佐餐食用。

【功效主治】清热，消积。适宜肥胖人士食用。

芹菜拌笋丝

【组成】芹菜 150g，竹笋 100g，味精、精盐、醋、芝麻油各适量。

【制法用法】将芹菜去叶，洗净，斜刀切 3cm 长的段；竹笋洗净后切丝，待用。炒勺上火，放入适量清水，水沸后将芹菜段、竹笋丝放入略焯，捞出沥水，晾凉，入盘中，放味精、精盐、醋，淋入芝麻油拌匀后即可食用。清香爽口，佐餐食用。

【功效主治】健胃，利水。是减肥的理想食品。

山楂酱拌菜心

【组成】白菜心 250g，山楂酱 150g，白糖少许。

【制法用法】将白菜心洗净，顶刀切成细丝，用开水烫一下，捞出后用凉开水过凉，捞出，沥水。将白菜心放盘内，山楂酱放在上面，撒上白糖，食用时拌匀即可，酸甜可口，佐餐食用。

【功效主治】消食化积。此菜是减肥的理想食品。

三七蒸冬瓜

【组成】三七 10g，冬瓜 500g，料酒 10g，姜 5g，葱 10g，精盐 3g，味精、芝麻油各少许，高汤适量。

【制法用法】将三七研成细粉；冬瓜去皮、籽，洗净，切成 2cm 厚、4cm 长的块；姜切片，葱切段。将三七粉、冬瓜块、姜片、葱段、料酒同放蒸盆内，放精盐、味精，加入适量高汤，上笼置武火用大汽蒸约 45 分钟，取出后将汤汁滗出，淋入芝麻油即成。清淡适口，佐餐食用。

【功效主治】化瘀，利水。此菜是肥胖人减肥佳肴。

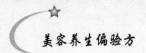

三七蒸莲藕

【组成】三七 10g，鲜藕 500g，姜 5g，葱 10g，精盐、味精各适量，芝麻油少许，高汤适量。

【制法用法】将三七研粉；鲜藕去皮洗净，切成 2cm 厚的片；姜切片，葱切段，待用。将三七粉、藕片、姜片、葱段、精盐、味精、芝麻油同放蒸盆内，加入适量高汤，上笼置武火用大汽蒸约 45 分钟即成。软烂适口，佐餐食用。

【功效主治】化瘀，和胃。适宜肥胖人士食用。

丹参炖冬瓜

【组成】丹参 15g，冬瓜 300g，料酒 10g，姜 5g，葱 10g，精盐适量，味精、芝麻油各少许。

【制法用法】将丹参洗净，润透。切薄片；冬瓜去皮、籽，洗净后切 4cm 长、2cm 宽的块；姜拍松，葱切段。将丹参片、冬瓜块、姜、葱段、料酒、精盐同放炖锅内，加适量清水置武火上烧沸，再用文火炖约 35 分钟，用味精调味，淋入芝麻油即成。软烂适口，佐餐食用。

【功效主治】清心，利尿。适用于减肥。

荷叶炖白萝卜

【组成】荷叶 2 张，白萝卜 500g，姜 5g，葱 10g，精盐、味精各适量，芝麻油少许。

【制法用法】将荷叶洗净，切成小片；白萝卜洗净，切成 2cm 厚、3cm 长的块；姜切片，葱切段。将荷叶、白萝卜块、姜片、葱段同放炖锅内。加适量清水、精盐，置武火烧沸，用文火炖至白萝卜块酥烂，加入味精调味，淋入芝麻油即成。熟烂鲜香，佐餐食用。

【功效主治】清热，健胃。适用于除暑热、减肥。

薏苡仁炖苦瓜

【组成】薏苡仁 50g，苦瓜 300g，猪瘦肉 50g，料酒 10g，姜 5g，葱 10g，精盐、味精各适量，芝麻油少许。

【制法用法】将薏苡仁去杂质洗净；猪肉洗净，切成 1cm 见方的丁；苦瓜洗净，去瓤，切成 3cm 长的条；姜拍松，葱切段。将薏苡仁、猪肉丁、苦瓜条、精盐、料酒、姜、葱段同放炖锅内，放适量清水，置武火上烧沸，撇净浮沫，用文火炖至苦瓜烂熟，用味精调味，淋入芝麻油即成。佐餐食用。

【功效主治】清热，健脾。适宜肥胖人士食用。

薏苡仁炖冬瓜

【组成】薏苡仁 50g，冬瓜 300g，姜 5g，葱 10g，精盐、味精各适量，芝麻油少许。

【制法用法】将薏苡仁去杂质洗净；冬瓜洗净，切成 3cm 宽、4cm 长的块；姜拍松，葱切段。将薏苡仁、冬瓜块、姜、葱段同放炖锅内，加适量清水精盐，置武火上烧沸，再用文火煮至薏苡仁、冬瓜块熟烂，用味精调味，淋入芝麻油即成。软烂鲜香，佐餐食用。

【功效主治】利湿，消肿。适宜肥胖人士食用。

薏苡仁炖萝卜

【组成】薏苡仁 50g，白萝卜 250g，姜 5g，葱 10g，精盐、味精各适量。芝麻油少许。

【制法用法】将薏苡仁去杂质洗净；白萝卜去皮，洗净后切滚刀块；姜切片，葱切段。将薏苡仁、白萝卜块、姜片、葱段同放炖锅内，加适量清水、精盐置武火上烧沸，再用文火炖约35分钟，放味精调味，淋入芝麻油即成。软烂鲜香，佐餐食用。

【功效主治】健胃，消食。适宜消化不良、肥胖患者食用。

拌山药丝

【组成】鲜山药400g，水发木耳20g，葱丝10g，姜丝10g，醋、精盐、味精各适量。芝麻油少许。

【制法用法】将山药削去皮，洗净后切成细丝，放清水盆内，浸泡；木耳择洗净后切丝，待用。锅内放水，上火烧开，放入山药丝焯熟捞出，用凉开水过凉，沥水，装入盘内，上放木耳丝、葱丝、姜丝。将醋、精盐、味精、芝麻油同放碗内，兑成调味汁，食用时淋浇在山药丝盘内，拌匀即成。清淡爽口，佐餐食用。

【功效主治】健脾益气。适宜肥胖人士食用。

芹菜牛肉丝

【组成】芹菜300g，牛肉100g，酱油、精盐、味精、料酒、葱花、姜末、淀粉各适量，花生油50g。

【制法用法】将牛肉洗净后切成丝，装碗内，用酱油、料酒、淀粉抓匀上浆；将芹菜去老叶，择洗干净，切成3cm长的段，用沸水焯一下，捞出用清水过凉，沥净水分。炒锅放火上，放花生油烧热，下葱花、姜末炝锅，放入牛肉丝，滑熟后出勺，待用；再将芹菜下油锅内煸炒，加入精盐，倒入滑熟的牛肉丝，并放入余下的酱油、料酒和味精，翻炒抖匀装盘即成。嫩香适口，佐餐食用。

【功效主治】补气健脾。适用于单纯性肥胖症，对兼有体质虚弱者尤为适宜。

青椒兔肉丝

【组成】熟兔肉 150g。青椒 50g，葱、姜、料酒、味精、精盐、酱油各适量，花生油 50g。

【制法用法】将熟兔肉切丝，在沸水锅内焯一下，捞出；青椒去蒂、籽，洗净后切丝；葱、姜切末。炒锅内放花生油。上火烧热后放青椒丝炒几下，再放入葱末、姜末和兔肉丝、酱油、精盐、料酒煸炒透，放味精调味，抖匀装盘即成。清脆可口，佐餐食用。

【功效主治】益气健脾。适宜肥胖人士，尤兼有体质虚弱者食用。

胡萝卜炖牛肉

【组成】鲜牛肉 250g，胡萝卜 250g，料酒、大料、酱油、葱、姜各适量。

【制法用法】将牛肉、胡萝卜均洗净，牛肉切 2cm 见方的块；胡萝卜切滚刀块，放入锅内，加适量水、酱油、料酒、大料、葱、姜，烧开后撇净浮沫，转小火炖至牛肉熟即成。鲜香味醇，佐餐食用。

【功效主治】补气健脾。适宜单纯性肥胖人士，兼有体质虚弱者食用。

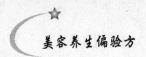

冬瓜朵牛肉丸子

冬瓜 250g，牛肉 100g。香菜、葱末、姜末、料酒、酱油、精盐各适量。

【制法用法】将冬瓜去皮洗净后切片；牛肉洗净后剁碎，装碗内，放葱末、姜末、料酒与酱油搅拌均匀；香菜择洗净后切段。锅内加适量水、精盐、冬瓜烧沸，将调好的牛肉馅用手挤丸子入锅，大火烧沸，待丸子浮起撇净浮沫，放味精调味，撒入香菜段即成。熟烂鲜香，佐餐食用。

【功效主治】益气，利湿。适用于各种单纯性肥胖症，对兼有体质虚弱、浮肿者尤为适宜。

山楂炒肉片

【组成】山楂 20g，猪瘦肉 250g，芹菜 50g，黑木耳 20g，精盐、姜、葱、味精各适量，花生油 30g。

【制法用法】将山楂去核洗净，切片；猪肉洗净，切片；黑木耳用水泡发，去蒂，撕成小朵；芹菜去叶，切成 3cm 长的段；姜切片，葱切段。炒锅上火，放花生油，烧至六成热，用姜片、葱段炝勺，下入山楂片、猪肉片，炒至变色，加入黑木耳、芹菜、精盐、味精，煸炒片刻后出勺装盘即成。鲜嫩适口，佐餐食用。

【功效主治】消食，化积，健脾。适宜食积不化之肥胖人士食用。

薏苡仁炖兔肉

【组成】薏苡仁 50g，兔肉 200g，料酒 10g，姜 5g，葱 10g，

精盐、味精各适量，芝麻油 15g。

【制法用法】将薏苡仁去杂质洗净；兔肉去筋膜洗净，切成 2cm 见方的块；姜拍松，葱切段。将薏苡仁、兔肉块、料酒、姜、葱段同放炖锅内，加入适量清水、精盐，置武火上烧沸，撇净浮沫，用文火炖至兔肉烂熟，放味精、芝麻油调味即成。熟烂鲜香，佐餐食用。

【功效主治】祛湿，清热。适宜肥胖人士食用。

冬瓜鸡块

【组成】冬瓜 250g，鸡肉 100g，姜、葱、香菜、味精、精盐、料酒各适量。

【制法用法】将姜切片，香菜、葱择洗净后切末；冬瓜去皮，洗净后切片；鸡肉去筋膜，洗净后切片。锅内加水置火上，放入鸡片、姜片、葱末、料酒，用小火炖至鸡肉片将熟时加入冬瓜片，至鸡肉烂冬瓜熟时，用味精、精盐、香菜调味即成。熟烂鲜香，佐餐食用。

【功效主治】健脾，利湿。适用于单纯性肥胖，对兼有体质虚弱者尤为适宜。

鹌鹑烩玉米

【组成】鹌鹑 3 只，罐装玉米 150g，松子仁 50g，熟猪肉 50g，料酒、味精、精盐、芝麻油、胡椒粉、鸡汤、淀粉、水淀粉、花生油各适量，鸡蛋清 1 个。

【制法用法】将鹌鹑宰杀，去毛、内脏，洗净，分别将鹌鹑、熟猪肉切成玉米粒大小的丁，盛入碗内，用鸡蛋清、味精、精盐、淀粉抓匀上浆。松子仁下沸水锅内煮熟捞出，沥水；锅内放花生油，上火烧至五成热，将松子仁下锅炸呈金黄色捞出；将玉米粒沥水；取碗一只。放适量鸡汤、味精、精盐、胡椒粉、水淀粉调匀，兑成调味汁。待用。炒锅上火，放花生油烧至四成热，放入鹌鹑丁、熟肉丁用勺划开，捞出沥油。原锅倒入玉米、鹌鹑丁、猪肉丁炒匀，烹入料酒，倒入调味汁，烧开后淋入芝麻油推匀，撒上松子仁即成。鲜嫩可口，佐餐食用。

【功效主治】健脾，益肾。常食有一定减肥效果。

山楂炒鸡丝

【组成】山楂 20g，鸡脯肉 150g，料酒 10g，姜 5g，葱 10g，精盐、味精各适量。花生油 30g。

【制法用法】将山楂去核，洗净，切薄片；鸡脯肉去筋膜，洗净，切成丝；姜切丝，葱切丝。炒锅上火，放花生油，烧至六成热，用姜丝、葱丝炝锅，下入鸡肉丝、山楂片，烹入料酒，炒至变色，再用精盐、味精调味，抖匀装盘即成。嫩香适口，佐餐食用。

【功效主治】益气，消食。适宜气血亏损、食积不化之肥胖人士食用。

山茱萸炖乌鸡

【组成】山茱萸 15g，乌鸡（约 750g）1 只，料酒 10g，姜块 5g，葱段 10g，精盐、味精各适量，芝麻油少许。

【制法用法】将山茱萸去杂质洗净；乌鸡宰杀，去毛、内脏及脚爪；姜拍松，葱切段。将山茱萸、乌鸡、姜块、葱段、精盐、料酒同放炖锅内。加适量清水，置武火上烧开后撇净浮沫，用文火炖鸡肉熟烂，放入味精。淋入芝麻油即成。熟烂适口，佐餐食用。

【功效主治】补肝，益肾，滋阴。适用于肝肾亏损、虚劳所致的肥胖。

薏苡仁炖鹌鹑

【组成】薏苡仁50g，鹌鹑肉200g，料酒10g，精盐、味精、姜、葱各适量，芝麻油少许。

【制法用法】将薏苡仁洗净；鹌鹑肉洗净，切成2.5cm见方的块；姜切片，葱切段，待用。将薏苡仁、鹌鹑肉块、姜片、葱段、料酒、精盐同放炖锅内，加适量清水，上火烧开，撇净浮沫，用文火炖至鹌鹑肉熟烂，用味精调味，淋入芝麻油即成。香鲜味醇，佐餐食用。

【功效主治】补气，利湿。适宜肥胖人士食用。

笋烧鲤鱼

【组成】鲤鱼肉150g，春笋100g，料酒、水淀粉、葱末、姜末、蒜片各适量，胡椒粉、味精各少许，花生油50g。

【制法用法】将鲤鱼肉洗净，在沸水锅内焯一下，切成2cm见方的块；春笋去皮洗净，切成0.2cm厚的片，待用。炒锅上火，放花生油烧至八成热，放入鲤鱼块、春笋片、蒜片煸炒片刻，再加料酒、葱末、姜末、适量清水，用大火烧开，待汤变白时放精盐、味精，烧至鱼肉入味后用水淀粉勾薄芡，撒入胡椒粉翻勺抖匀即成。佐餐食用。

【功效主治】利水，健脾。适宜肥胖人士食用。

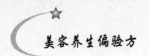

拌蜇皮芹菜

【组成】芹菜梗 150g，海蜇皮 100g，精盐、味精、辣椒油、醋各适量，芝麻油少许。

【制法用法】将芹菜梗洗净，沥水后斜刀切成细丝，放盆内，用精盐腌渍 20 分钟；海蜇皮放凉水中浸泡一夜，撒盐后洗净，放入开水中烫一下，捞出切成细丝，放盘内。将腌好的芹菜丝挤净水。放在海蜇丝上面，食用时用精盐、芝麻油、辣椒油、醋和味精拌匀即可。佐餐食用。

【功效主治】化痰，消积。适宜减肥人士食用。

山楂炒鱿鱼

【组成】鲜山楂 50g，鲜鱿鱼 300g，青菜 200g，料酒、姜片、葱段、精盐、味精各适量，花生油 25g。

【制法用法】将山楂去核，洗净，切片；鱿鱼择洗净。切成 3cm 见方的块，在沸水锅内焯熟；姜切片，葱切段；青菜择洗净，切 4cm 长的段，在沸水锅内焯至断生，待用。炒锅上火，放花生油，烧至六成热，用姜片、葱段炝锅，放入鱿鱼。烹入料酒，放山楂片、青菜段、精盐、味精煸炒片刻，抖匀出锅装盘即成。鲜嫩适口，佐餐食用。

【功效主治】消食，降脂。适用于脾胃虚弱所致之肥胖。

山茱萸炖鲤鱼

【组成】山茱萸 15g，鲤鱼 1 尾（约 500g），料酒 15g，姜片 5g，葱段 10g，精盐、味精各适量。芝麻油 15g。

【制法用法】将山茱萸去杂质洗净；鲤鱼宰杀后去鳃、鳞及肠杂，洗净；姜切片，葱切段。将山茱萸、鲤鱼、姜片、葱段、料酒、精盐同放炖锅内加适量清水，上火烧沸，撇净浮沫，用文火炖至鱼肉熟烂，加入味精调味。淋入芝麻油即成。熟烂鲜香，佐餐食用。

【功效主治】补肝肾，健脾胃。适用于肝肾亏损、脾虚所致之肥胖。

女贞子炖海带

【组成】女贞子 10g，海带 250g，料酒 10g，姜 5g，葱 10g，精盐、味精各适量，芝麻油少许。

【制法用法】将女贞子去杂质洗净；海带用清水浸泡，发透，反复冲洗几次，捞出，切成细丝；姜切片，葱切段。将女贞子、海带、姜片、葱段、料酒、精盐、味精同放炖锅内，加适量清水，置武火烧沸，撇净浮沫，用文火炖至海带熟烂即成。熟烂适口，佐餐食用。

【功效主治】清虚热。适宜阴虚内热型肥胖人士食用。

白茅根炖田螺

【组成】白茅根 50g，田螺 500g，料酒 10g，姜 5g，葱 10g，精盐、味精各适量，芝麻油 20g。

【制法用法】将白茅根洗净，切 3cm 长的段；田螺去壳、肠杂，洗净，切薄片；姜切片，葱切段。将白茅根、田螺肉、姜片、葱段、料酒、精盐同放炖锅内，加适量清水，上火烧沸，撇净浮沫，用文火炖煮至螺肉熟烂，放味精调味，淋入芝麻油即成。熟烂鲜香，佐餐食用。

【功效主治】凉血，利尿。适用于阴虚火旺之烦渴、小便不

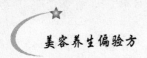

利的肥胖人士。

烧三冬

【组成】水发冬菇 100g，冬笋 150g，冬菜 30g，味精、精盐、姜汁各适量，料酒 10g，酱油 15g，花生油、水淀粉、清汤各适量，芝麻油少许。

【制法用法】将冬菜用水浸泡好，撒盐后洗净；冬笋洗净，切成片；水发冬菇洗净，一剖为二，待用。炒锅上火，放入花生油烧热，加入清汤，放入冬菇、冬笋、冬菜，烧开后加入味精、料酒、酱油、精盐、姜汁，烧开后水淀粉勾薄芡，淋入芝麻油，抖匀出勺装盘即成。佐餐食用。

【功效主治】润肠通便。此菜减肥作用显著。

扒酿香菇

【组成】鲜香菇 20 个，嫩豆腐 100g，冬笋、雪里蕻各 50g，姜汁 15g，料酒 5g，青豆 20g，精盐、味精、水淀粉、黄豆芽汤各适量，芝麻油少许。

【制法用法】将香菇去蒂洗净，放碗内，用少量姜汁、料酒、精盐拌匀腌渍后挤净水分；再将豆腐、冬笋、雪里蕻切成末，放碗内，将每只香菇片酿满馅心并抹平；将青豆去皮，分两瓣插满香菇周边，逐一做好后上笼蒸 20 分钟，摆在平盘中。锅内加素鲜汤、精盐、味精烧沸，用水淀粉勾薄芡，淋入芝麻油，浇在香菇上即成。滑嫩鲜香，佐餐食用。

【功效主治】益胃护肝。适用于单纯性肥胖，对兼有慢性胃炎、慢性肝炎、高脂血症者尤为适宜。

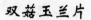

双菇玉兰片

【组成】鲜草菇 300g，鲜香菇 50g，玉兰片 30g，熟火腿 25g，鸡架 1 只，鲜汤、料酒、味精、精盐、水淀粉各适量，花生油 50g，芝麻油少许。

【制法用法】将草菇去蒂洗净，切成大块；鸡架洗净，剁成小块，入沸水锅内焯一下捞出，洗净；火腿切薄片，待用。炒锅上火，放花生油烧热，下草菇、香菇、玉兰片煸炒片刻，烹入料酒。加精盐、鲜汤，炒好后盛入汤盆内，放上鸡骨，上笼用大火蒸约 40 分钟取出，拣去鸡骨。将双菇、玉兰片连汤汁倒入勺内烧开，用水淀粉勾芡，放入味精。淋入芝麻油抖匀，盛入盘内，并将火腿片放在上面即成。鲜香味美，佐餐食用。

【功效主治】健脾养胃。适用于单纯性肥胖，对兼有慢性胃肠炎者尤为适宜。

冬菇焓黄瓜

【组成】黄瓜 200g，冬菇 100g，胡萝卜 10g，精盐、葱、味精、料酒、水淀粉各适量，花生油 30g。

【制法用法】将黄瓜去头、蒂，切成 0.3cm 厚的片，下入沸水锅内焯一下，装盘；冬菇去蒂洗净，切粗丝；胡萝卜去蒂。洗净后切小碎丁；葱切丝，待用。炒锅上火，倒入花生油，烧热后下冬菇丝、胡萝卜丁与葱丝煸炒片刻。烹料酒、精盐、味精翻炒几下，水淀粉勾薄芡，抖匀后倒在黄瓜盘内即成。味道鲜香，佐餐食用。

【功效主治】降脂。适宜肥胖人士食用。

猴头菇菜心

【组成】水发猴头菇 100g，青菜心 500g，鲜汤、胡椒粉、淀粉、水淀粉、精盐、料酒、姜末、味精各适量，花生油 75g。

【制法用法】将猴头菇去蒂，洗净，放入沸水锅中略焯，捞出。挤净水，顺毛切成大片；青菜心用清水洗净，入沸水锅中焯至断生，捞出，放入清水中过凉，切成 5cm 长的段。碗内放淀粉、适量清水搅成糊，将猴头菇片逐一放入糊内上浆，入沸水锅中焯透，捞出，放入凉开水中过凉，捞出，仍整理成原来猴头菇的形状，放入碗内。炒锅上火，放花生油烧热，下姜末炝勺，放鲜汤、味精、精盐、料酒、胡椒粉，烧沸后将汤倒入盛有猴头菇的碗内，上笼用大火蒸约 30 分钟，取出，滗出汤汁，扣入盘内，揭去碗。原炒锅复上大火，倒入蒸猴头菇的原汁，放入青菜心烧沸，用水淀粉勾芡，出勺将青菜心装在猴头菇的周围，然后浇上汤汁即成。滑嫩鲜香，佐餐食用。

【功效主治】健脾养胃。适用于单纯性肥胖，对兼有慢性胃炎、体质虚弱者尤为适宜。

猴头菇玉兰片

【组成】鲜猴头菇 250g，熟火腿片、玉兰片各 50g，熟青豆 25g，鸡蛋清 1 个，水淀粉、葱段、姜汁、酱油、料酒、味精、精盐、鲜汤各适量，花生油 50g。

【制法用法】将猴头菇去蒂，入沸水锅中略焯捞出，用清水漂洗净，捞出，挤干水顺毛切成薄片，放入碗内，用鸡蛋清、精盐、水淀粉抓匀浆好，使每片猴头菇裹上一层蛋清糊，然后将猴头菇片逐一放入沸水锅内焯熟，捞出。炒锅上火，放花生油烧热，用葱段炝锅，烹入料酒，下玉兰片，加酱油、姜汁、精盐，倒入鲜汤，下猴头菇片烧沸，放入熟火腿片，盖严，用小火焖烧至汤汁浓稠时再改用大火，放味精，水淀粉勾芡，下青豆抖匀，出勺装盘即成。鲜嫩适口，佐餐食用。

【功效主治】益气养胃。适用于单纯性肥胖症，对兼有慢性胃炎者尤为适宜。

丹参炖木耳

【组成】丹参 15g，木耳 100g，料酒 10g，精盐、味精各适量。姜 5g，葱 10g，芝麻油 15g。

【制法用法】将丹参洗净，润透，切薄片；木耳用温水泡发好，去蒂、杂质，撕成小朵；姜切片，葱切段。将丹参、木耳、姜、葱、料酒、精盐同放炖锅内，加适量清水，置武火烧沸，再用文火炖煮约 30 分钟，用味精调味，淋入芝麻油即成。清淡适口，佐餐食用。

【功效主治】活血，化瘀。常食对减肥有一定的作用。

荷叶煮莴苣

【组成】荷叶 2 张，莴苣 300g，料酒 10g，姜 5g，葱 10g，精盐、味精各适量，芝麻油 15g。

【制法用法】将荷叶洗净，切成 4cm 见方的块；莴苣去皮，切成 2cm 宽、4cm 长的块；姜拍松，葱切段。将荷叶、莴苣、姜、葱、料酒、精盐同放锅内，加适量清水，置武火烧沸，再用文火煮约 30 分钟，用味精调味，淋入芝麻油，捡出荷叶不要。即可食用。清淡适口，佐餐食用。

【功效主治】清暑利湿。适宜肥胖人士夏日食用。

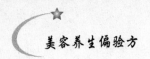

红烧素肉圆

【组成】水发香菇 250g，水面筋 300g，鲜冬笋、面粉各 50g，豆腐 200g，熟扁尖笋 50g，水淀粉、酱油各适量，花生油、素鲜汤、精盐、味精各适量。

【制法用法】将水面筋切成小块。放入开水锅中煮熟，捞出后挤净水，切成碎末；用 150g 香菇和扁尖笋一起剁成碎末；豆腐洗净后用刀碾成泥；将这四种原料同放盆内。加上面粉、精盐和味精拌匀成馅。将鲜冬笋切成片，余下的香菇也切成片。炒锅上火，放花生油烧至六成热。用手将拌好的馅挤成若干个小丸子，放入油勺中炸呈金黄色时捞出沥油。锅内留底油，放入笋片、香菇片炒一下，加入酱油、精盐、素鲜汤、味精烧开，放入炸好的素丸子，用小火烧透，用水淀粉勾芡，淋入芝麻油，抖匀出勺装盘即成。鲜香适口，佐餐食用。

【功效主治】健脾利湿。适于单纯性肥胖症，对兼有慢性胃炎者尤为适宜。

薏苡仁炖豆腐

【组成】薏苡仁 50g，豆腐 300g，姜 5g，葱 10g，精盐、味精各适量，芝麻油 15g。

【制法用法】将薏苡仁用清水浸泡 1 小时，洗净；豆腐洗净，切 2cm 宽、3cm 长的块；姜切片，葱切段，待用。将薏苡仁、豆腐、姜、葱、精盐同放炖锅内，加适量清水，置武火烧沸，撇净浮沫，再用文火炖豆腐入味，用味精、芝麻油调味即成。松软适口，佐餐食用。

【功效主治】益气和中。适宜肥胖人士食用。

柚子酱

【组成】柚子 100g，红果 50g，蜂蜜适量。

【制法用法】柚子洗净，去皮、籽，切成小碎丁。放入带盖碗内。红果洗净，去核捣烂，也放在柚子碗内，再将蜂蜜倒在柚子、红果上拌匀。锅上火，加适量水；将盛柚子、红果碗盖严后上屉，隔水蒸约 30 分钟，以柚子、红果稀烂成酱为度，晾后食用。酸甜可口，佐餐食用。

【功效主治】健脾，化痰。可辅助减肥。

山楂荸荠

【组成】山楂片 30g，荸荠（马蹄）250g，冰糖少量。

【制法用法】将山楂片洗净；荸荠去皮，洗净，切片；冰糖熬成汁。将山楂、荸荠放入炖锅内，加入适量清水，置武火上烧沸，用文火煮约 30 分钟，调入冰糖汁即成。酸甜适口，佐餐食用。

【功效主治】消积化食。适用于食积不化之肥胖。

荞麦面

【组成】荞麦仁 100g，葱花、蒜茸各 10g，精盐、酱油、醋、芥末油、辣椒油各适量。

【制法用法】将荞麦仁用清水浸泡 1 小时左右捞出，用净布擦尽水分，搓去荞麦仁外皮，再浸泡 1 天。直至泡涨发软，然后磨研成浆。细箩过滤，滤出粉渣，变为洁白细浆。将细浆放盆内，待全部沉淀，面、水分清后，去尽浆水。晾干成淀粉。待用。取荞麦淀粉 400g，加水和成面团，蘸水捶软，边加水边捶，直至搅成稀糊，然后将稀糊用勺舀入碗内，上笼蒸熟，取出晾凉。食时切成条，拌上用酱油、醋、精盐、芥末油、辣椒油、蒜茸、葱花兑好的调味汁食用。酸辣适口，主食食用。

【功效主治】健脾，消积。适于单纯性肥胖，对兼有糖尿病、浮肿者尤为适宜。

燕麦面

燕麦面 500g，香菜末 50g，黄瓜丝、白萝卜丝各 100g，蒜茸 10g，酱油、精盐、醋、芝麻油各适量。

【制法用法】将燕麦面倒入盆内，开水烫面，用筷子朝一个方向搅动，和成软硬适中的面团，揪成小一点的剂子，搓成面条，轻轻叠放屉中，蒸熟。将蒜茸、酱油、精盐、醋、芝麻油放碗内，调匀成卤汁。将蒸熟的面条取出，抖散，放入碗内，上放黄瓜丝、香菜末、白萝卜丝，浇上卤汁，食用时拌匀即成。蒜香味浓，主食食用。

【功效主治】健脾，祛瘀。适于单纯性肥胖症，对兼有高脂血症、浮肿者尤为适宜。

香菇黄瓜面

【组成】面条 100g，香菇 10g，嫩黄瓜 20g，绿豆芽 10g，精盐、味精、芝麻油各适量。

【制法用法】将香菇泡发好，洗净后切丝；将嫩黄瓜洗净后切薄片。煮锅内加水，下香菇烧沸，再放入面条，待面条熟后放嫩黄瓜、绿豆芽、精盐、味精，待面条熟后淋入芝麻油即可。菜嫩鲜香，主食食用。

【功效主治】滋阴清热。适于单纯性肥胖。

韭菜香菇水饺

【组成】韭菜100g，水发香菇50g，面粉100g，芝麻油、精盐、味精各适量。

【制法用法】将韭菜、香菇均择洗净，切碎，放盆内，拌入芝麻油、精盐、味精，做成饺子馅。面粉加入揉匀，和成软硬适中的面团，饧好后揪成若干个剂子，擀皮，包入馅；锅加水烧沸，下饺子，煮熟即成。韭香味浓，主食食用。

【功效主治】温肾，降脂。适于单纯性肥胖症，对兼有性功能障碍、高脂血症者尤为适宜。

麦麸饼

【组成】麦麸150g，粗麦粉50g，鸡蛋1个。花生油、芝麻油、葱花、姜末、精盐、味精各适量。

【制法用法】将鸡蛋液磕入碗内，搅打均匀；再将麦麸、粗麦粉在盆内混合均匀，加适量清水，边搅拌。边调入鸡蛋液，再放花生油、芝麻油、葱花、姜末、精盐、味精，调匀后做成若干个圆饼蒸熟（或烙熟）即可。咸香适口，主食食用。

【功效主治】健脾，降脂。适于单纯性肥胖症，对兼有高脂血症、糖尿病、动脉硬化、习惯性便秘者尤为适宜。

烤咸饼

【组成】面粉100g，薏苡仁粉50g，芝麻油2g，花椒水、精盐、发酵粉各适量。

【制法用法】将面粉及薏苡仁粉放盆内，放入适量发酵粉，用花椒水和成软硬适中的面团，揉匀饧好，待用。将面团擀成大片，撒精盐，刷芝麻油，从一边卷起成长条，中间断开，擀成 3 个圆饼，烤熟即成。咸香焦脆，主食食用。

【功效主治】健脾养胃。适于单纯性肥胖，对兼有慢性胃肠病者尤为适宜。

白萝卜饼

【组成】白萝卜 150g。面粉 150g，猪瘦肉 100g，酱油、姜末、葱末、精盐、花生油各适量。

【制法用法】将白萝卜洗净，切丝，用花生油翻炒至五成熟；猪瘦肉剁碎，放盆内，用姜、葱、精盐、酱油、白萝卜丝调成白萝卜馅。将面粉加适量水和成面团饧好，揪成面剂，擀成薄片，填入萝卜馅，制成夹馅小饼，上笼蒸熟即成。馅香味美，主食食用。

【功效主治】化痰通便。适于单纯性肥胖症，对兼有慢性支气管炎、习惯性便秘、高脂血症者尤为适宜。

山药土豆糕

【组成】山药 400g，土豆 100g，豆沙馅 50g。

【制法用法】将山药、土豆蒸熟去皮，均捣成泥，一半铺于屉布上，再铺上豆沙馅，上面铺上另一半山药土豆泥，拍平，上屉蒸约 5 分钟即成。甜香适口，主食食用。

【功效主治】健脾，利湿。适于单纯性肥胖症，对兼有慢性肠炎者尤为适宜。

麦麸山楂糕

【组成】麦麸 50g，山楂 30g，茯苓粉 50g，粟米粉 100g，糯米粉 50g。

【制法用法】将山楂去核，切碎，晒干（或烘干），与麦麸共研为细末，放盆内，与茯苓粉、粟米粉、糯米粉一起拌和均匀，加适量水，调拌均匀。将调匀的湿粉分装糕模具内，轻轻摇实，放入笼屉内，上笼用大火蒸约 30 分钟取出即成。松软糯香，主食食用。

【功效主治】健脾，祛湿，化瘀。适于单纯性肥胖症，对兼有高脂血症、脂肪肝、高血压病者尤为适宜。

莲子糯米糕

【组成】白莲子（去心）50g，糯米 200g。

【制法用法】将白莲子放碗内，加适量水煮烂，碾压成泥；糯米淘净与莲肉混合拌匀，置盆内，加适量水拌匀，蒸熟。晾凉后切成小块即可食用。软糯适口，主食食用。

【功效主治】利湿。适于单纯性肥胖症，对兼有慢性肠炎者尤为适宜。

萝卜丝米糕

【组成】白萝卜 200g，粳米粉 100g，虾米、冬菇各 10g，精盐适量。

【制法用法】将白萝卜洗净，切细丝；虾米、冬菇分别用温水泡软，洗净后切细末，待用。萝卜丝放盆内，拌入米粉，加精盐，倒入泡虾米的水和适量清水拌和，铺于屉布上，撒上虾米和冬菇末，蒸熟，出锅后切成小块食用。松软鲜香，主食食用。

【功效主治】理气化痰。主治各种单纯性肥胖症，对兼有高脂血症、胃肠胀气者尤为适宜。

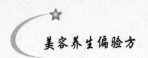

粟米赤豆糕

【组成】粟米面 500g，面粉 50g，赤小豆 100g，鲜酵母适量。

【制法用法】将赤小豆淘洗净，煮熟；面粉放盆内，加鲜酵母和适量温水和成稀面糊，静置发酵。待发酵后，加入粟米面，和成软面团，发好。将蒸锅内的水烧开，放好笼屉，铺上屉布，把和好的面团先放入 1/3，用手蘸清水轻轻拍平，将煮熟的赤小豆撒上 1/2，铺平，再放入剩余的 1/2 面团拍平，将余下的熟赤小豆放上，铺平，最后将面团全部放入，用手拍平，盖严锅盖，用大火蒸约 20 分钟即成。松软适口，主食食用。

【功效主治】健脾利湿。适于单纯性肥胖，对兼有慢性胃肠炎、浮肿者尤为适宜。

绿豆荸荠糕

【组成】荸荠 100g，绿豆粉 100g。

【制法用法】将荸荠去外皮捣烂，倒入锅内，放绿豆粉和适量水，小火熬煮，烧至汤汁发黏出锅，盛入盘内，晾凉后切成小块。软糯适口，主食食用。

【功效主治】消暑化痰，降脂减肥。适宜肥胖人士夏日食用。

二米饭

【组成】粟米、粳米各 50g。

【制法用法】将粟米、粳米淘洗净，放入盆内，加适量清水，上屉用大火蒸约 40 分钟至熟即可。软香适口，主食食用。

【功效主治】健脾养胃。适于单纯性肥胖，对兼有慢性胃肠炎、高脂血症者尤为适宜。

杂粮饭

【组成】粟米 100g，玉米、荞麦、高粱米各 50g。

【制法用法】将粟米、玉米、荞麦、高粱米分别淘洗净，先将玉米入锅加适量水，煮至熟软，再加入粟米、荞麦、高粱米搅匀，再加适量清水，用大火煮沸后，改用小火煮至米烂熟即成。香熟可口，主食食用。

【功效主治】健脾除湿。适于单纯性肥胖，对兼有高脂血症、浮肿、糖尿病者尤为适宜。

赤小豆饭

【组成】粳米 150g，赤小豆 50g。

【制法用法】将粳米淘洗净，放饭煲内，再放入煮至七成熟的赤小豆，再添适量清水，盖严蒸熟即成。香熟适口，主食食用。

【功效主治】利水，消肿。适于单纯性肥胖，对兼有浮肿、高脂血症者尤为适宜。

粟米稀饭

【组成】粟米 50g。

【制法用法】粟米淘洗净，放锅内，加适量水。旺火煮沸后改小火煮至汁浓稠米烂即成。米烂汁稠，主食食用。

【功效主治】益脾和胃。适于各种单纯性肥胖，对兼有慢性腹泻、糖尿病者尤为适宜。

赤豆粟米饭

【组成】粟米 100g，粳米、赤小豆各 50g。

【制法用法】将粳米、粟米、赤小豆分别择洗净；将赤小豆煮至八成熟，捞出，掺入粳米、粟米中，置饭煲内，再加入适量清水，盖严，蒸熟即成。香烂适口，主食食用。

【功效主治】健脾，消肿。适于单纯性肥胖症，对兼有贫血、糖尿病、浮肿者尤为适宜。

冬瓜粥

【组成】嫩冬瓜 250g，粟米 100g。

【制法用法】将冬瓜洗净，切成滚刀块，待用。粟米淘洗净，放锅内加适量水，煮至粟米八成熟，放冬瓜块，烧开后用小火熬煮冬瓜熟烂、粥稠即可。熟烂粥稠，早晚食用。

【功效主治】健脾利尿。适于单纯性肥胖，对兼有浮肿、高脂血症者尤为适宜。

芹菜粥

【组成】芹菜 100g，粳米 50g。精盐、味精各适量。

【制法用法】将粳米洗净；芹菜去根、叶，洗净后切段，待用。粳米入锅，加适量水，上大火烧开改小火，粥熬好时撇去浮沫加入芹菜段，稍煮，放入精盐、味精调味即成。咸鲜适口，早晚食用。

【功效主治】平肝，降脂。适于单纯性肥胖症，对兼有高血压病、高脂血症者尤为适宜。

黄豆粥

【组成】黄豆 50g，粟米 100g。

【制法用法】将黄豆去杂质，洗净，放入清水中浸泡过夜，次日淘洗干净，待用。将粟米淘洗净，与黄豆同入砂锅内，加适量清水，大火煮开，撇净浮沫，用小火煨煮至黄豆熟烂、粟米熟烂即成。熟烂粥稠，早晚餐食用。

【功效主治】益气健脾。适于单纯性肥胖，对兼有体质虚弱者尤为适宜。

玉米楂粥

【组成】玉米楂 50g。

【制法用法】将玉米楂放入锅内，加适量水，大火煮开后改小火，煮至玉米楂熟烂且粥稠时即成。早晚餐食用。

【功效主治】降糖。适于单纯性肥胖症，对兼有高血压病、糖尿病者尤为适宜。

玉米须粥

【组成】玉米须 50g（鲜品 100g），粳米 100g，精盐适量。

【制法用法】将玉米须洗净，切碎，剁成细末，放入碗内，待用。将粳米淘洗净，放入砂锅内，加适量水，上火烧开，用小火煮至米烂粥稠时调入玉米须末及精盐。再煮约 5 分钟即成。米烂粥稠，微咸，早晚餐食用。

【功效主治】清热降压。适于单纯性肥胖症，对兼有高血压病、高脂血症、尿路感染者尤为适宜。

赤豆粟米粥

【组成】赤豆 50g，粟米 100g。

【制法用法】将粟米与赤豆均淘洗净，放入锅内，加适量水，用小火煮至粟米、赤豆软烂，粥稠时即成。烂熟适口，早餐

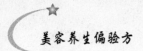

食用。

【功效主治】健脾清热，利水减肥。适于单纯性肥胖症，对兼有暑热证、尿路感染、高脂血症者尤为适宜。

绿豆粳米粥

【组成】绿豆 30g，粳米 50g。

【制法用法】将绿豆洗净后入锅，加适量水，用大火煮开。改小火煮至绿豆开花，加入淘洗净的粳米，再用小火煮至粥稠米烂即成。白绿相间，粥稠适口，早晚餐食用。

【功效主治】清热解暑。适合肥胖者夏季食用。

绿豆海带粥

【组成】绿豆 100g，海带 50g，大米 50g，陈皮 3g，白糖适量。

【制法用法】将海带泡软，洗净，切丝；绿豆、粳米、陈皮分别洗净。将海带、绿豆、大米、陈皮均放入开水锅内，大火煮开后转小火熬成粥，加白糖，再煮开即可。粥稠，微甜，早晚餐食用。

【功效主治】清热解暑。适于单纯性肥胖，对兼有暑热证、高脂血症者尤为适宜。

花生菠菜粟米粥

【组成】花生仁 100g，菠菜 250g，粟米 100g，精盐、味精各适量。

【制法用法】将菠菜择洗净，切碎；花生仁用温水泡约 1 小时。将粟米淘洗净，与花生仁同放入锅内，上火煮开，改小火继续煮至粟米开花、花生仁熟烂时放入菠菜末，继续用小火煮

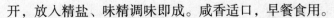

开，放入精盐、味精调味即成。咸香适口，早餐食用。

【功效主治】养血，润肠。适于单纯性肥胖症，对兼有贫血、习惯性便秘者尤为适宜。

豆腐芹菜粟米粥

【组成】豆腐 100g，芹菜 50g，粟米 150g，精盐适量。

【制法用法】将芹菜择洗净，切碎；豆腐洗净后切块，待用。将淘洗净的粟米放入锅内，加适量清水，用大火烧开，再用小火煮粟米熟烂时放入豆腐和芹菜末，继续烧煮约 5 分钟，用精盐调味即成。滑润适口，早晚餐食用。

【功效主治】健脾益气。适宜肥胖人士食用。

荷叶萝卜粥

【组成】荷叶 1 张，白萝卜 100g，粳米 150g。

【制法用法】将荷叶洗净，切成 4cm 见方的块；白萝卜洗净，切成丁；粳米淘洗净。待用。将荷叶、粳米、白萝卜同放锅内，加适量水，置武火烧开，再用文火煮至米烂粥稠即成。滑润适口，早餐食用。

【功效主治】清热，消食。适用于肥胖伴食积不化等。

冬瓜荷叶汤

【组成】冬瓜 500g，鲜荷叶 1 张，味精、精盐各少许。

【制法用法】将冬瓜洗净，去皮去籽，切骨牌块；鲜荷叶洗净，用手撕碎。砂锅上火，加适量清水，放入冬瓜块、荷叶炖煮约 30 分钟，至冬瓜熟烂后调入味精、精盐即成。清淡适口，每日 1 次。

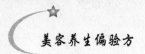

【功效主治】清热，利水。此汤菜适宜肥胖人士食用。

冬瓜冬菇蛋汤

【组成】冬瓜250g，水发冬菇10g，鹌鹑蛋2个，料酒、葱、姜、精盐、味精各适量。

【制法用法】将冬瓜洗净（不去皮）切片；冬菇去蒂洗净后切丝；葱、姜切末，待用，鹌鹑蛋液磕入碗内调匀。锅内加适量清水上火，放入冬瓜片、冬菇丝，大火烧沸，改小火炖约30分钟，下葱、姜末，淋入鹌鹑蛋，再烧开，放精盐、味精、料酒，再煮开即成。嫩香适口。

【功效主治】健脾，利水。适用于单纯性肥胖，对兼有浮肿、慢性胃炎者尤为适宜。

山楂丝瓜汤

【组成】山楂30g，丝瓜250g，料酒10g，精盐3g，味精2g，姜5g，葱10g，花生油30g。

【制法用法】将山楂去核，洗净，切片；丝瓜去皮，洗净后切薄片；姜切片，葱切段。炒锅上火，放花生油，烧至六成热，下入姜、葱炝锅，再放入山楂片煸炒，加适量清水，烧开后下入丝瓜片，待熟烂后放精盐、味精调味，盛入汤碗内即成。熟烂适口，每日1次。

【功效主治】祛脂，利尿。适用于食积不化引发的肥胖。

金银花冬瓜汤

【组成】金银花15g，冬瓜300g，姜5g，葱10g，精盐3g，味精2g，芝麻油15g。

【制法用法】将金银花去杂质洗净；冬瓜削皮去瓤，洗净后切成 2cm 宽、3cm 长的块；姜拍松，葱切段。将金银花、冬瓜、姜、葱同放炖锅内，加适量清水，置武火烧开，再用文火炖煮约 35 分钟，用精盐、味精调味，淋入芝麻油即成。绵软适口，每日 1 次。

【功效主治】清热，解毒，利尿。适宜肥胖人士夏日食用。

薏苡仁黄花菜汤

【组成】薏苡仁 50g，黄花菜 30g，猪瘦肉 50g，料酒 10g，精盐 3g，味精 2g，姜 5g，葱 10g。

【制法用法】将薏苡仁去杂质淘洗净；黄花菜用清水泡发好，择洗净，捞出沥水；猪瘦肉洗净，切成薄片；姜切片，葱切段。将薏苡仁、猪肉、料酒、姜、葱同放炖锅内，加适量清水，置武火上烧开，打去浮沫，用文火煮约 30 分钟，下入黄花菜、精盐、味精即成。清淡适口，每日 1 次。

【功效主治】清热，利湿，利尿，减肥。适用于肥胖兼有泄泻、水肿者。

马齿苋兔肉汤

【组成】鲜马齿苋 100g，马兰根 100g，兔肉 150g，精盐、芝麻油各适量。

【制法用法】将马齿苋、马兰根分别择洗净，同入布袋内扎牢；兔肉去筋膜，洗净后切片。锅放适量清水上火，放入包好的布袋、兔肉片，上火烧开，撇去浮沫，煮至兔肉片熟烂，拣出布袋，用精盐调味，淋入芝麻油即成。清淡适口，每日 1 次。

【功效主治】清热，利水，补脾。适用于各种单纯性肥胖症，对兼有慢性肠炎、慢性肝炎者尤为适宜。

金银花紫菜汤

【组成】金银花 15g，紫菜 20g，鸡蛋 1 个，精盐 3g，味精 2g，姜 5g，葱 10g，花生油 30g。

【制法用法】将金银花去杂质洗净；鸡蛋液磕入碗内调匀；紫菜用温水发透，洗净；姜切片，葱切段。炒锅上火，放花生油，烧至六成热，下入姜、葱炝锅，加入适量清水烧沸，下入金银花、紫菜，淋入鸡蛋液，加入精盐、味精调味即成。清淡适口，每日 1 次。

【功效主治】清热，利尿。适用于肥胖伴见水肿。

蒲公英海鲜汤

【组成】蒲公英嫩叶 30g，水发海参、水发鱿鱼、虾仁各 25g，葱、姜片、精盐、味精、料酒、芝麻油各适量。

【制法用法】将水发海参、水发鱿鱼均择洗干净，切丝。锅内放清汤，入葱、姜片烧沸，放海参、鱿鱼丝、虾仁，烧约 5 分钟，放精盐、料酒，下蒲公英嫩叶，煮约 10 分钟后放味精调味，淋入芝麻油即成。鲜香适口，每日 1 次。

【功效主治】清热滋阴。适用于单纯性肥胖，对兼有慢性胃炎、胆囊炎、口干咽燥者尤为适宜。

三菇汤

【组成】鲜草菇 150g，鲜金针菇 100g，水发香菇 50g，鲜汤、料酒、葱姜汁、熟鸡油、精盐、绿叶菜各适量。

【制法用法】将鲜草菇、金针菇去蒂洗净，入沸水锅中略焯捞出；水发香菇去蒂洗净；绿叶菜洗净。汤锅上火，倒入适量鲜汤，放料酒、葱姜汁、草菇、金针菇、香菇烧开。放入绿叶菜，加精盐再烧开，出锅盛入汤碗内，淋入熟鸡油即成。菇香味醇，每日2次。

【功效主治】健脾养胃。适用于单纯性肥胖疟，对兼有慢性胃炎、高脂血症者尤为适宜。

香菇紫菜汤

【组成】水发香菇、鲜笋、五香豆腐干各50g，紫菜20g，鲜汤适量，花生油30g，芝麻油10g，酱油15g，精盐、味精、姜末各适量。

【制法用法】将紫菜洗净后撕碎；豆腐干、香菇、鲜笋择洗净后，均切成细丝，待用。炒锅上火，放花生油烧至七成热，下入鲜汤、再将香菇丝、笋丝、豆腐干丝、紫菜放入锅内，再放精盐、酱油、味精、姜末，汤开后撇净浮沫，淋入芝麻油，起锅盛入汤碗内即成。汤鲜味醇，每日1次。

【功效主治】健脾，通便。适用于单纯性肥胖症，对兼有慢性胃肠炎、高脂血症、习惯性便秘者尤为适宜。

山楂竹荪汤

【组成】山楂20g，竹荪20g，玉兰片30g，青菜叶50g，姜5g，葱10g，精盐3g，味精3g，料酒10g，芝麻油25g，胡椒粉3g。

【制法用法】将山楂去核洗净，切薄片；竹荪洗净，用温水浸泡10分钟，捞出沥水；姜切片，葱切段；青菜洗净，切成2cm长的段。炒锅上火，放芝麻油烧热，下姜、葱、山楂炝锅。随即加入适量清水烧开，下入竹荪、青菜，约煮 5 分钟，加入精盐、味精、胡椒粉即成。清淡适口，每日 1 次。

【功效主治】消食，祛脂。适用于食积不化所致之肥胖。

虾仁青豆汤

【组成】虾仁 50g，青豆 50g，味精、精盐、料酒、芝麻油各适量。

【制法用法】将虾仁择洗净，待用。锅放清汤上火烧沸，放入虾仁、青豆，待青豆煮熟后加入精盐、味精、料酒调味，淋入芝麻油，盛入汤碗内即成。鲜香味醇，每日 1 次。

【功效主治】补肾健脾。适于单纯性肥胖，对兼有体质虚弱者尤为适宜。

黄豆芽鲫鱼汤

【组成】黄豆芽 300g，鲫鱼 250g，精盐、味精、葱末、花生油各适量。

【制法用法】将黄豆芽择洗净；鲫鱼去鳃、鳞及内脏，洗净，待用。炒锅上火，放花生油烧热，下葱末炝锅，放入黄豆芽，炒出香味时加适量水，在大火上烧开后放入鲫鱼，用文火炖至鱼肉熟烂，加入精盐、味精调味，倒入汤碗内即可。鲜香味醇，每日 1 剂，分次饮用。

【功效主治】清热利水。适于单纯性肥胖，对兼有高血压病、高脂血症者尤为适宜。

山药豆腐汤

【组成】山药 200g，豆腐 400g，蒜茸、酱油、芝麻油、精盐、味精、葱末、花生油各适量。

【制法用法】将山药去皮，切成小丁；豆腐用沸水焯后切成丁，待用。炒锅上火，放花生油烧热，爆香蒜茸，倒入山药丁煸炒片刻，加适量水，水开后下豆腐丁，煮约5分钟，加入精盐、味精、酱油，烧至入味，撒入葱花，淋入芝麻油。出锅即可。清淡适口，每日1剂，分次饮用。

【功效主治】益气健脾。适于单纯性肥胖，对兼有慢性肠炎、高脂血症者尤为适宜。

当归绿豆汤

【组成】当归10g，绿豆300g，料酒10g，姜5g，葱10g，精盐3g，味精2g，芝麻油15g。

【制法用法】将当归研粉，绿豆去杂质洗净。姜拍松，葱切段。将当归粉、绿豆、姜、葱、料酒同放炖锅内，加适量清水，置武火烧开，用文火炖煮绿豆烂熟，加入精盐、味精、芝麻油调味即成。清淡适口，每日1剂，分次饮用。

【功效主治】补血，调经，利尿。适宜肥胖人士兼见月经不调、经闭、小便不畅者食用。

山楂玉米须汤

【组成】山楂30g，玉米须50g。

【制法用法】将山楂去核洗净，切片；玉米须洗净，用纱布袋装好，扎紧口。将山楂、玉米须袋同放炖锅内，加适量水，上火烧沸。用文火炖煮约25分钟，去渣，留汁即可。清香适口，每日1剂，分次饮用。

【功效主治】助消化，降血脂。适用于食积不化之肥胖。

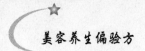

山楂茶

【组成】山楂片 30g，绿茶 3g。

【制法用法】将山楂片洗净，与绿茶一同放入锅中，加适量水，上火水煎 5 分钟，取水即饮。随意饮用。

【功效主治】活血化瘀。适于单纯性肥胖，对兼有冠心病、高脂血症者尤为适宜。

大黄茶

【组成】绿茶 3g，大黄 4g。

【制法用法】将绿茶、大黄放入杯中，倒入沸水冲泡，盖上茶杯盖稍闷即成。随意饮用。

【功效主治】泻火，通便。适于单纯性肥胖，对兼有大便秘结者尤为适宜。

橘皮茶

【组成】橘皮 15g，茶叶 3g。

【制法用法】茶杯内放入茶叶，用沸水泡开，然后过滤；另取杯，将橘皮撕成小块放入杯中，用沸水冲泡，然后将杯子盖严，使味进入水中；再将橘皮水过滤与茶水混合后饮用。随意饮用。

【功效主治】理气化痰。适于单纯性肥胖，对兼有支气管炎、高脂血症者尤为适宜。

马齿苋茶

【组成】马齿苋 30g，茶叶 3g，冰糖 10g。

【制法用法】将马齿苋、茶叶洗净；将马齿苋、茶叶、冰糖同放入砂锅中，加入适量清水，煎煮片刻，取汁即成。随意饮用。

【功效主治】清热利尿。适于单纯性肥胖症，对兼有肠炎者尤为适宜。

玉米奶茶

【组成】鲜嫩玉米 100g，牛奶 250g，精盐少许。

【制法用法】鲜嫩玉米洗净后剥粒，捣烂呈糊状放锅中，加适量水煮即可。随意饮用。

【功效主治】利肠通便。适于单纯性肥胖，对兼有高脂血症、习惯性便秘、糖尿病者尤为适宜。

决明子茶

【组成】决明子 15g，绿茶 2g。

【制法用法】将决明子放入锅中，用小火炒至微黄（勿焦），与绿茶一同放入茶杯中，用沸水冲泡。加盖闷 15 分钟即成。随意饮用。

【功效主治】平肝，降脂。适于单纯性肥胖症，对兼有高血压病、高脂血症者尤为适宜。

绞股蓝茶

【组成】绞股蓝 10g，绿茶 2g。

【制法用法】将绞股蓝烘干，研为粗末，与茶叶一同放入茶杯中，用沸水冲泡，加盖闷 10 分钟即成。随意饮用。

【功效主治】益气，健脾。适于单纯性肥胖，对兼有高脂血

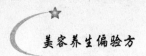

症者尤为适宜。

草菇红茶

【组成】草菇 25g，红茶 5g。

【制法用法】将草菇洗净，晒干后粉碎，与红茶混匀。每次饮用前将草菇红茶粉放入茶杯中，用沸水冲泡，加盖闷 10 分钟后饮用。随意饮用。

【功效主治】益气养胃。适于单纯性肥胖，对兼有慢性胃炎、高脂血症者尤为适宜。

柴胡绿茶

【组成】柴胡 10g，绿茶 3g。

【制法用法】将柴胡洗净后与绿茶同入锅中，加适量水，浓煎 40 分钟，去渣取汁即成。随意饮用。

【功效主治】疏肝理气。适于单纯性肥胖，对兼有慢性肝炎、胸闷嗳气者尤为适宜。

黑芝麻茶

【组成】黑芝麻 10g，绿茶 2g。

【制法用法】将黑芝麻炒熟后研碎，与茶叶混合均匀后放入杯中，用沸水冲泡，加盖闷 10 分钟，代茶饮。随意饮用。

【功效主治】滋补肝肾。适于单纯性肥胖症，对兼有老年眩晕、习惯性便秘者尤为适宜。

山楂消脂茶

【组成】决明子、山楂、麦芽各 30g，茶叶 5g，荷叶 6g。

【制法用法】将洗净的决明子、山楂及麦芽放锅内，加适量水煎 30 分钟，然后加入茶叶、洗净的荷叶，煮 10 分钟，倒出汁；再加水煎取汁，将两次汁混匀即成。随意饮用。

【功效主治】平肝，降脂。适于单纯性肥胖症，对兼有高血压病、高脂血症者尤为适宜。

荷叶二皮茶

【组成】干荷叶 50g，乌龙茶 5g，丝瓜皮 5g，西瓜皮 5g。

【制法用法】用纱布将干荷叶、丝瓜皮、西瓜皮、乌龙茶包好，放清水中浸泡，洗净，待用。砂锅中放适量水，放入纱布包，上火煮至水开，取汁即成。随意饮用。

【功效主治】清热利水。适于单纯性肥胖，对兼有浮肿、高脂血症者尤为适宜。

荷叶橘皮茶

【组成】干荷叶 30g，橘皮 5g，陈葫芦 10g，乌龙茶 20g。

【制法用法】将干荷叶、橘皮、陈葫芦共研为细末，混入茶叶中。每次取 5g 冲泡，随意饮用。

【功效主治】理气化痰。适于单纯性肥胖，对兼有胃炎者尤为适宜。

菊花山楂茶

【组成】菊花 10g，山楂 10g，绿茶 3g。

【制法用法】将菊花、山楂、茶叶一起放和茶杯中，加入沸水冲泡，加盖闷 15 分钟即成。随意饮用。

【功效主治】平肝，降脂。适于单纯性肥胖，对兼有高血压

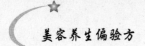

病、高脂血症者尤为适宜。

萝卜豆奶茶

【组成】新鲜白萝卜 250g，豆奶 250g。

【制法用法】将新鲜白萝卜用清水洗净，用温开水冲一下，连皮（包括根在内）切碎，放入家用绞汁机中，绞取汁，甩洁净纱布过滤，所取滤汁与豆奶充分混合，放入砂锅内，用小火煮开即成。随意饮用。

【功效主治】理气化痰。适于单纯性肥胖，对兼有支气管炎、体质虚弱者尤为适宜。

陈皮山楂乌龙茶

【组成】陈皮 10g，山楂 30g，乌龙茶 5g。

【制法用法】将陈皮、山楂入锅，加适量水，煎煮 30 分钟，去渣取汁，冲泡乌龙茶，加盖闷 10 分钟即成。随意饮用。

【功效主治】理气活血。适于单纯性肥胖，对兼有胃炎者尤为适宜。

茯苓饮

【组成】茯苓 20g。

【制法用法】将茯苓研成细粉，放入锅内，加适量清水，上火烧开，用文火煮约 30 分钟即成。随意饮用。

【功效主治】渗湿利水。适宜肥胖伴见水肿、脾虚小便不畅者食用。

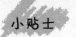

小贴士

预防肥胖需要注意的事项

如今肥胖的人在不断的增加，预防肥胖要从儿童时期开始。

以下是生活中预防肥胖应该注意的一些细节：

1. 充分咀嚼后再吃。细细品尝，每一口咀嚼 30 次以上，咀嚼得愈久，饭后的能量消耗就愈高。

2. 花点时间慢慢吃。用餐时间若没有超过 20 分钟，脑部不会发出饱足信号，所以要悠闲地进食。

3. 吃饭时把电视关掉。"边吃饭边做事"是饮食过量的原因之一，用餐时间要专心吃饭，不妨和家人以及朋友好好地聊聊天。

4. 饭后要立刻转换心情。用餐完毕后，要立刻收拾餐具，别让食物一直摆在眼前，这点很重要。

5. 一日三餐，规律地进食。规律的饮食生活，避免暴饮暴食以及在深夜进食。

6. 不要饭后再陪别人吃饭。若是家人的用餐时间各有不同，在一旁陪着他们，很容易便会多吃好几餐，使得摄入过多。

参考书目

《寿世保元》

《医方考》

《丹溪治法心要》

《脉因证治》

《简明医彀》

《备急千金要方》

《奇效良方》

《解围元薮》

《施丸端效方》

《金匮翼》

《证治准绳·类方》

《世医得效方》

《明医指掌》

《古今医鉴》

《医门法律》

《校注医醇賸义》

《医学妙谛》

《医学传灯》

《医方集宜》

《太平惠民和剂局方》

《太平圣惠方》

《普济本事方》

《仁斋直指方论（附补遗）》

辽宁中医杂志

中医杂志

黑龙江中医药

浙江中医杂志

福建中医药

广西中医药

河北中医

白求恩医科大学学报

中国中西医结合杂志

陕西中医

江西中医药

云南中医中药杂志

中国中医药信息杂志

上海中医药杂志

甘肃中医

实用中医药杂志

中医研究

中医函授通讯

上海医学

吉林中医药

中药材

四川中医

湖南中医学院学报

甘肃中医学院学报

新疆中医药

中国乡村医生

贵阳中医学院学报

湖南中医药导报

云南中医学院学报

浙江中医学院学报

中医外治杂志

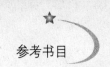

| 中医药研究 | 中医药学报 |
| 陕西中医函授 | |